KIDS

医生来了·专病科普教育丛书

科学预防,
健康"童"行

远离儿童传染病

四川省医学科学院·四川省人民医院(电子科技大学附属医院)

四川省医学会科学普及专业委员会

毛孝容　章晓红　主编

U0254923

四川科学技术出版社

·成都·

图书在版编目（CIP）数据

科学预防，健康"童"行：远离儿童传染病 / 毛孝容，章晓红主编. -- 成都：四川科学技术出版社，2024.4
（医生来了：专病科普教育丛书）
ISBN 978-7-5727-1325-5

Ⅰ.①科… Ⅱ.①毛… ②章… Ⅲ.①小儿疾病 – 传染病 – 防治 Ⅳ.①R725.1

中国国家版本馆CIP数据核字(2024)第076872号

医生来了·专病科普教育丛书
YISHENG LAILE · ZHUANBING KEPU JIAOYU CONGSHU

科学预防，健康"童"行 远离儿童传染病
KEXUE YUFANG, JIANKANG "TONG"XING YUANLI ERTONG CHUANRANBING

毛孝容 章晓红 主编

出 品 人 程佳月
策划组稿 钱丹凝
责任编辑 李 栎
封面设计 筱 亮
版式设计 杨璐璐
责任出版 欧晓春
出版发行 四川科学技术出版社
　　　　　成都市锦江区三色路238号 邮政编码 610023
　　　　　官方微信公众号 sckjcbs
　　　　　传真 028-86361756
成品尺寸 140 mm × 203 mm
印　　张 8.75
字　　数 180千
印　　刷 成都市金雅迪彩色印刷有限公司
版　　次 2024年4月第1版
印　　次 2024年7月第1次印刷
定　　价 48.00元

ISBN 978-7-5727-1325-5

邮　　购：成都市锦江区三色路238号新华之星A座25层 邮政编码：610023
电　　话：028-86361770

本书编委会

主 编

毛孝容 章晓红

副主编

马 林 刘 丽 唐礼娟

编 委

（按首字母排序）

陈 鑫 郭桂英 高建琼 梁 蝶

李 婕 刘 丽 马 林 毛孝容

裴 丹 彭玉娇 卿 俊 孙艳华

唐礼娟 王 燕 吴焰宇 杨 红

喻 丹 章晓红 邹小翠

插 画

唐浩菲

假如您是初次被诊断为某种疾病的患者或患者亲属，您有没有过这些疑问和焦虑：咋就患上了这种病？要不要住院？要不要做手术？该吃什么药？吃药、手术、检查会有哪些副作用？要不要忌口？能不能运动？怎样运动？会不会传染别人？可不可以结婚生子？日常工作、生活、出行需要注意些什么？

假如您是正在医院门诊等候复诊、正在看医生、正在住院的患者，您有没有过这样的期盼：医生，知道您很忙，还有很多患者等着您看病，但我还是很期待您的讲解再详细一点、通俗一点；医生，能不能把您讲的这些注意事项一条一条写下来？或者，医生，能不能给我们一本手册、一些音频和视频，我们自己慢慢看、仔细听……在疾病和医生面前，满脑子疑问的您欲问还休。

基于以上疑问、焦虑、期盼，由四川省医学科学院·四川省人民医院（电子科技大学附属医院）（以下简称省医院）专家团队执笔、四川科学技术出版社出版的"医生来了·专病科普教育丛书"（以下简称本丛书）来啦！本丛书为全彩图文版，围绕人体各个器官、部位，各类专科疾病的成因、诊治、疗效及如何配合治疗等患者关心、担心、揪心的问题，基于各专科疾病国内外临床诊治指南和省医院专家团队丰富的临床经验，为患者集中答疑解惑、破除谣言、揭开误区，协助患者培养良好的遵医行为，提高居家照护能力和战胜疾病的信心。

　　本丛书部分内容已被录制成音频和视频，读者可通过扫描图书封底的二维码，链接到省医院官方网站"专科科普""医生来了""健康加油站"等科普栏目以及各类疾病专科微信公众号上，拓展学习疾病预防与诊治、日常健康管理、中医养生、营养与美食等科普知识。

　　健康是全人类的共同愿望，是个人成长、家庭幸福、国家富强、民族振兴的重要基础。近年来，省医院积极贯彻落实"健康中国""健康四川"决策部署，通过日常开展面对患者及家属的健康宣教及义诊服务，策划推出"医生来了"电视科普节目，广泛开展互联网医院线上诊疗与健康咨询等服务，助力更广泛人群的健康管理。

　　我们深知，在医学科学尚无法治愈所有疾病的今天，提供精准的健康科普知识、精心的治疗决策方案，提升疾病治愈的概率和慢病患者的生活质量，是患者和国家的期盼和愿望，更是医院和医者的使命和初心。在此，我们真诚提醒每一位读者、每一位患者：您，就是自己健康的第一责任人，关注健康，首先从获取科学、精准的医学科普知识开始。

　　祝您健康！

　　　　　　　　　　"医生来了·专病科普教育丛书"编委会

　　　　　　　　　　2021年11月于成都

前　言

　　曾几何时，您是否觉得儿童传染病离我们很遥远，甚至"感冒"都让我们感到陌生呢？或许，直到您当了妈妈，您会突然发现每年的"流感"就像魔术师手里的魔法棒一样让人觉得变幻莫测，有手足口病的孩子不能去幼儿园了，儿童疫苗接种也必须按时进行……是啊，儿童传染病它就真真实实地在我们身边，致病菌随时都在虎视眈眈想着乘虚而入，偷袭免疫功能尚未发育完全的儿童。

　　为什么儿童传染病形形色色各有不同，又为什么看似简单的戴口罩、勤洗手却能有效预防某些传染病？儿童到底容易患哪些传染病？怎样做才能预防这些传染病的发生？是否真有必要接种那么多疫苗呢？疫苗接种到底安全吗？

　　…………

　　一系列的疑惑接踵而至，作为"医生来了·专病科普教育丛书"分册之一的儿童科普读物《科学预防，健康"童"行 远离儿童传染病》来一一解答。本书除了详细介绍儿童常见传染病的共性症状与各类传染病的个性特征，还为您揭开了儿童疫苗接种的神秘面纱！一书在手，信心您有，缓解育儿焦虑，做学习型家长，科学有效预防传染病，陪孩子健康成长。

祝您阖家幸福、健康！

毛孝容

2024年4月

目录 MU LU

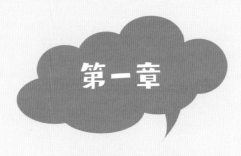

第一章

知己知彼，
认识传染病

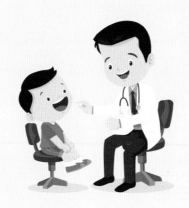

一、什么是传染病

1.传染病的基本特征

传染病是能在人与人、动物与动物或人与动物之间相互传播，由各种病原微生物感染人体后引起的具有传染性、在一定条件下还可以造成流行的疾病。随着医学的进步，一些危害儿童健康的传染病如天花、百日咳、脊髓灰质炎等已经渐渐消失，例如1961年后我国无天花病例报告，2000年西太平洋地区

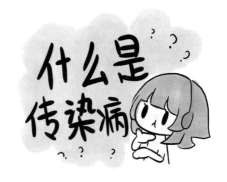

实现了无脊髓灰质炎目标……或许某些传染病日后只能出现在影视作品或者历史文献里，但是，传染病对儿童的危害和威胁目前仍然相当突出。

病原微生物包括很多，如朊粒、病毒、衣原体、立克次体、支原体、细菌、真菌、螺旋体和寄生虫（如原虫、蠕虫、医学昆虫等）。不同病原微生物可以导致不同的疾病，轮状病毒可引起感染性腹泻，痢疾杆菌可引起细菌性痢疾，疟原虫可引起疟疾……

2. 我国法定传染病有哪些

《中华人民共和国传染病防治法》规定的传染病分为甲类、乙类和丙类。

甲类传染病是指：鼠疫、霍乱。

乙类传染病是指：新型冠状病毒感染、猴痘、艾滋病（AIDS）、狂犬病、布鲁氏菌病、百日咳、病毒性肝炎、登革热、新生儿破伤风、人感染H7N9禽流感、血吸虫病、钩端螺旋体病、淋病、猩红热、流行性脑脊髓膜炎（简称流脑）、疟疾、流行性出血热、麻疹、脊髓灰质炎、传染性非典型肺炎等。

丙类传染病是指：感染性腹泻病、包虫病、丝虫病、麻风病、包虫病、流行性和地方性斑疹伤寒、急性出血性结膜炎、流行性腮腺炎、流行性感冒、手足口病、黑热病、风疹等。

对乙类传染病中传染性非典型肺炎、肺炭疽和人感染高致病性禽流感，采取本法所称甲类传染病的预防、控制措施，即俗称的"乙类甲管"。

3. 传染病是怎么传播的

传染病一定是病原微生物进入人体才会致病，那就涉及三个环节：传染源、传播途径、易感人群。

（1）传染源

传染源是病原体已在体内生长繁殖并能将其排出体外的人和动物，包括患者、隐性感染者、病原携带者和受感染的动物。我们给出一种极端的无厘头的假设：一个人体内已经被轮状病毒填满了，但是排不出来，不会通过大便、呕吐物或者其他途径排出身体外，体内的病原体不会"外流"，那这个"特别"的人就不是传染源，所以传染源一定是能够把病原体排出体外的，那才具备"杀伤力"。

传染源中比较让人"糊涂"的是病原携带者和隐性感染者，他们有什么区别呢？

大体上来说，病原携带者自己是没有感染的，病原体只是存在于其体表或者某些部位，还没有找到机会大量传宗接代以扩大自己的队伍，但是仍具备将病原体传染给其他身体"弱"的人的能力，或者当这个病原携带者自己免疫低下的时候，体内潜伏的病原体一旦开始野蛮生长，这个"人"就变成感染者，会生病，会有症状出现。

隐性感染者顾名思义是已经感染了的人，还没有症状而已。病原体只是少量繁殖或者狡猾的病原体把自身核酸信息整合在宿主细胞中，处于相对不活跃的状态，让宿主的身体免疫系统发现不了它们。某些传染病的隐性感染者可能没有传染性，但是随着时间的推移，病原体有可能在某个时间点开始活跃，大量自我繁殖并且明显影响感染者的健康，从而导致发病。

所以，传染源并不一定是一个"病秧子"，你以为的"健康人"可能也有传染性。

（2）传播途径

传播途径是病原体被传染源排出体外后，经过一定的传播方式，到达新的易感者的过程。传播途径包括空气传播、水源传播、食物传播、土壤传播、体液传播、粪口传播、接触传播、垂直传播（母婴传播）等。似乎万物皆可传播，我们呼吸的空气、摸到的东西、吃进口的食物都可能成为传播途径。

体液传播的体液是指的是带有病原体的血液、精液、汗液、唾液等。粪口传播指病原体随患者或带菌者的粪便排出，又通过各种途径再被易感者食入的疾病传播途径，例如便后不洗手，例如餐桌上的蔬菜被污染的粪水浇灌过等等。接触传播是指病原体通过媒介物直接或间接接触传播，其中直接接触传播指病原体从传染源直接传播至易感者合适的侵入门户，间接接触传播指间接接触了被污染的物品所造成的传播。垂直传播（母婴传播）指

7

病原体通过胎盘、产道或乳汁由妈妈传播给传给宝宝的方式。

（3）易感人群

易感人群是那些容易被感染的人群，他们对传染病病原体缺乏特异性免疫力，尚未对某种传染病形成免疫屏障。可以简单理解为，老弱病小容易成为易感人群。

二、儿童传染病的流行病学特征

1. 为什么要重视儿童传染病

随着经济和医疗水平的发展，部分传染病的控制已经取得显著成效，但城市化进程以及病毒抗药性等因素使多种新型传染病不断出现，传染病依然严重威胁人类健康。2021年，全国共报告法定传染病 6 233 537 例，死亡 22 198 人，发病率为 442.16/10 万，死亡率为 1.57/10 万。儿童由于自身免疫功能尚未发育完全、机体抵抗力较弱，所以相较成人更易受到传染病的侵袭。举个例子，2015—2019 年山西省 3 岁以下儿童累计报告法定传染病 38 种共 114 374 例，年均发病率 1 988.46/10 万，其年均发病率高于全人群年均发病率(402.35/10 万)。因此，加强儿童传染病健康防护对儿童健康成长意义重大。

儿童健康是全民健康的重要基石。《"健康中国 2030"规划纲要》明确提出实施健康儿童计划。2018 年 4 月，国家卫生健康委员会启动实施了第一周期《健康儿童行动计划（2018—2020 年）》。该计划实施 3 年来，为提升儿童健康水平包括儿童传染病防治水平发挥了重要作用。《中国儿童发展纲要（2021—2030 年）》也指出要"扩大国家免疫规划，维持较高水平的国家免疫规划疫苗接种率"，以预防传染病给儿童带来的伤害。

儿童是国家的未来、民族的希望，同时也是家庭的"掌中宝""心尖肉"，与每个家庭成员息息相关。有专家研究指出：父母的健康素养水平与儿童健康状况密切相关，父母较低的健康素养水平可能使儿童在疾病发生以及病情恶化等方面的风险增加。

综上，儿童传染病不容忽视。

2. 儿童常见传染病有哪些

不同年龄人群传染病分布不同，≤2 岁组婴幼儿以手足口病为主，3～14 岁儿童组以手足口病、流行性腮腺炎为主。来自北京大学公共卫生学院、北京大学儿童青少年卫生研究所的一些专家调查了 2008—2015 年中国 6～22 岁学生群体，发现传染病发病率和死亡率整体呈波动下降趋势，其间可能会有部分反弹。男生发病率、发病数以及死亡数均高于女生。2008 年与 2017 年甲乙类传染病发病率、死亡率的前 3 位疾病见表 1。

表 1　2008 年与 2017 年甲乙类传染病发病率、死亡率的前 3 位疾病比较

年份	甲乙类传染病发病率的前 3 位疾病	甲乙类传染病死亡率的前 3 位疾病
2008 年	病毒性肝炎、结核病、痢疾	狂犬病、结核病、艾滋病
2017 年	结核病、猩红热、病毒性肝炎	艾滋病病毒感染或艾滋病、狂犬病和结核病

　　水痘、其他感染性腹泻病、流行性腮腺炎、手足口病等都是儿童常见的传染病，后文会详细介绍。

3. 儿童传染病在人群分布上有什么特点

在性别上，得传染病的男生会比女生更多。比较有趣的是，无论是学龄前还是小学或者中学阶段，传染病患病率都是男生多于女生，可能和男生更加活泼好动的天性有关。

在年龄上，在 0 ～ 3 岁散居儿童，3 ～ 6 岁幼托儿童，6 ～ 14 岁学生组中，以 0 ～ 3 岁散居儿童发病率为最高。不同儿童群体的传染病分布不同：散居儿童和幼托儿童的首位报告疾病为手足口病；6 ～ 14 岁学生组的首位报告疾病为水痘。

在空间分布上，农村比城市多。

在发病时间上，大量的报道都指出儿童传染病发病有明显的季节和周期规律，一年中，呈现"双峰分布"——4 ～ 7 月、10 ～ 12 月，可能与幼托机构、学校的开学时间有关。

4. 儿童传染病有哪些特点

①易感性高。儿童免疫器官和免疫细胞在出生时已经成熟，但尚未接触抗原，未形成免疫记忆，加之儿童尚未形成良好的卫生习惯，喜欢触摸周围环境、啃食各种物体、不爱洗手、自我保护意识较弱等因素导致儿童容易被病原体感染。其中新生儿体内常见的固有菌群少，易发生菌群失调。以上因素导致儿童更易发生感染。

②诊断困难。儿童传染病的临床表现极不典型，年龄越小，表现越不典型，加之低龄儿童（尤其是婴幼儿）语言表达能力有限，不能描述症状，容易误诊。

③小儿传染病发病急、进展快，病情容易在短时间内加重。例如中毒性菌痢、暴发性流行性脑炎，均在小儿多见，如不能早期诊断和及时抢救，患儿将很快死亡。

④并发症多。例如麻疹常合并肺炎、喉炎；流行性腮腺炎可并发病毒性脑炎、睾丸炎、急性胰腺炎等。并发症越多，治疗难度越大。

⑤预后好。小儿传染病若能早期诊断、早期治疗，便能

很快恢复，预后大多也较好。

⑥可预防。儿童传染病大多数可以通过接种疫苗进行预防。

⑦幼儿园多发。托幼机构及学校是幼儿和儿童生活的场所，这些机构人员密集，一旦发生传染病，容易导致疾病传播。

三、儿童传染病怎么预防

传染病的传播过程是一个链条，传染源→传播途径→易感人群，切断这个链条的任何一个环节都可以阻止传染病的传播。预防儿童传染病的方法：隔离传染源，切断传播途径，保护易感人群。具体方法如下：

（1）隔离传染源

如果发现孩子出现发热、皮疹等相关症状，应带孩子去正规医院诊治，并报告学校、幼儿园。如果孩子确诊为传染病，如手足口病、水痘、猩红热等，这时要对孩子进行隔离，直到隔离期满无症状。比如疑似百日咳患儿需在有效治疗 5 日或未经治疗的患儿在症状发作后 21 日才能解除隔离。

（2）切断传播途径

采取一定的措施，阻断病原体从传染源转移到孩子身体。

①经空气传播的疾病。通过戴口罩、通风、消毒空气等措施进行预防。

②通过直接接触水源、土壤或粪口途径传播的疾病。应对食物、水源、垃圾、污水、粪便、土壤等进行消毒处理；饭前便后洗手，养成良好的卫生习惯。

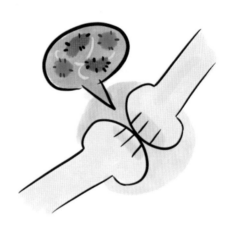

③经接触用物传播的疾病。对患儿接触过的用物进行消毒处理；接触患儿前后洗手。

④经媒介昆虫传播的疾病。可根据媒介昆虫的生态习性采取相应的杀虫法。

（3）保护易感人群

①按时接种疫苗。及时接种流感、流脑、麻疹、风疹、流行性腮腺炎、水痘疫苗。

②尽量少带孩子到人员密集的场所（商场、医院等）；少串门，以减少感染和传播机会。

③注意环境卫生。家里保持通风；常打扫，常清洁；不生食肉类，烹煮食物时生熟分开。

④教育孩子养成良好的个人习惯。勤剪指甲、勤洗手（用流动水和洗手液）、人员密集的地方佩戴口罩；勤换衣裤、经常擦拭桌椅、及时清理抽屉，不随地吐痰、不乱扔纸屑，打喷嚏时主动用纸巾或手肘捂住口鼻；避免挑食，均衡营养，多喝温开水。

⑤锻炼身体，增强抵抗力。

四、儿童传染病常见症状

（一）发热

发热俗称发烧，是指体温超过正常范围。发热是多种传染病共有的最常见、最突出的症状。儿童发热的分度见表2。

表2　儿童发热的分度

分度	口温
低热	37.3 ～ 38.0℃
中热	38.1 ～ 39.0℃
高热	39.1 ～ 41℃
超高热	超过41℃

1.发热了需要立刻去医院吗？

发热是儿童十分常见的一种症状。发热本身不是疾病，而是在身体受到外来病原体等有害物质的侵袭后，人体免疫系统予以回击，在回击过程中因炎症因子聚集而产生的症状，是机体的一种保护性反应。当孩子发热时，家长不必惊慌，也不必急于降温退热，可根据不同情况予以处理。

以下情况应及时就医：

① 0～2 个月的婴儿：直肠温度≥ 38℃（口腔温度＞ 37.5℃，腋下温度＞ 37℃）。

② 3～6 个月的婴儿：直肠温度≥ 38.3℃。

③＞ 6～12 个月的婴儿：直肠温度≥ 39.4℃或更高热时。

④孩子发热伴随严重的咽喉疼痛、严重的耳朵疼痛、咳嗽、出疹、反复呕吐和腹泻、肤色苍白或发紫、呼吸困难、惊厥、少尿、无精打采、昏昏欲睡或者情绪激动、出现幻视、胡言乱语。

1 岁以上的孩子，发热但是可以正常吃、喝、睡，有精力玩耍，可以不用立即去医院，发热持续超过两天，还是建议去医院。

2. 孩子发热该怎么应对

（1）测量体温

每隔 4 小时量一次体温。不建议使用水银体温计，水银体温计一旦破碎容易导致玻璃划伤，水银挥发到空气中被人体吸入会导致中毒。建议使用电子体温计，测量孩子的口腔温度或者直肠温度，其中直肠温度是金标准，是最准确的；也可以使用耳部红外线体温计。测量并记录孩子的体温，观察体温变化。电子体温计使用便捷，但需要选购高品质的电子体温计才能保证测量结果的准确性。

（2）适时增减衣服

孩子发热时适时增减衣服，以免过热或过凉。衣物应选择吸汗性较强的棉质产品。在出汗后，应立即换掉湿衣服，避免受凉。

（3）保持室内空气流通

开窗、开空调或用风扇让室内空气流通，降低室内温度，让孩子舒适一点，但避免风直吹孩子。

（4）补充水分，多休息

发热会增加水分蒸发，容易导致孩子脱水，应注意给孩子补充水分；尽量让孩子多休息，但也不要强迫孩子睡觉或休息。

（5）使用冰袋

体温＞38.5℃可使用冰袋，帮助孩子物理降温。使用冰袋前检查有无漏水。冰袋外面用布或者毛巾包裹，避免冰袋直接接触皮肤，造成冻伤。冰袋可以放在前额、腋窝、肘窝、腹股沟、腘窝等有血管处；不能放在枕后（后脑勺）、腹部、阴囊处、足底、腹部、耳郭、心前区。冰敷30分钟后复测体温。

（6）温水擦浴

用温水擦拭全身。水温调节至32～34℃，每次擦拭10分钟。反复擦拭颈部、腋下、肘窝、腹股沟等有血管处，促进散热。注意是温水不是冷水，温水可以使血管扩张，促进散热；冷水会导致血管收缩，毛孔闭塞，不利于散热。特别提醒：用酒精擦拭患儿皮肤或将酒精加入盆浴水中可帮助降温，但是我们不建议这样做，因为酒精会通过皮肤吸收进入孩子体内造成伤害。

（7）使用退烧药

孩子腋下温度＞38.5℃，伴有身体不适，应使用退烧药。曾惊厥抽搐过的孩子，建议38℃以上就应用退烧药。但是我们不建议自行给药，尤其是3月龄以下的婴儿，务必要遵医嘱用药。布洛芬混悬液（美林）、对乙酰氨基酚混悬液

（泰诺林），是相对安全的儿童退烧药。但是不能同时使用两种退烧药。某些感冒药含有退烧药成分，也不能与美林或泰诺林同时使用。可以每6～8小时服用一次

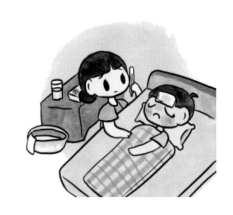

退烧药，但在24小时内使用不能超过4次。应遵医嘱或按照说明书，根据孩子的体重计算退烧药的剂量。口服退烧药半小时到一小时要监测体温。如果孩子拒绝口服药物、频繁呕吐或正在睡梦中，可以使用塞肛栓剂退热。

3. 什么是热性惊厥

（1）热性惊厥的定义

热性惊厥指小儿在呼吸道感染或其他感染性疾病早期，体温≥38℃时发生的惊厥，是因为高热引起的惊厥抽搐，其他疾病如癫痫、颅内感染等引起的惊厥不属于热性

惊厥。热性惊厥是婴幼儿最常见的神经系统疾病，5 岁以下儿童中的发病率为 2%～4%，发病率在 12～18 月龄时最高。热性惊厥具有年龄依赖性，很少有成年人因为高热而惊厥抽搐的，所以儿童热性惊厥很可能与尚未发育完全的神经系统易受高热影响及潜在的遗传易感性有关。

（2）热性惊厥的主要表现

突然发生全身或局部手臂、腿部或面部抽动，双眼球凝视、斜视、发直或上翻，伴昏倒。惊厥的表现很"特别"，一旦发生基本上都能识别出来，可以简单理解为：儿童昏倒或者出现奇怪的动作或行为，即是发生了惊厥。惊厥持续时间通常较短，为数十秒钟至数分钟，有个别惊厥发作超过 30 分钟，称为持续惊厥状态。

热性惊厥分为单纯性热性惊厥和复杂性热性惊厥两种。各年龄期（除新生儿期）小儿均可发生，以 6 个月至 4 岁多见，单纯性热性惊厥预后良好，通常不会引起大脑损伤、神经系统疾病、瘫痪、智力障碍或死亡；复杂性热性惊厥预后则较差。

（3）热性惊厥的处理

在一般情况下，当患儿因为热性惊厥到达医院后，惊厥往往已经自行停止，所以发生惊厥时如何紧急应对，家长应该有一定的了解。

①家长应该保持冷静，使孩子侧卧，远离周围坚硬和锐利的物品，避免孩子在抽搐中撞伤或者坠床；解开孩子的衣服，松开衣领、裤腰带，将头偏向一侧，及时清除口、鼻腔的分泌物，防止误吸，保持呼吸道通畅；不要强行打开口腔，不要掐人中，也不要在抽搐时喂药、喂水。记录孩子抽搐的形式和抽搐的时间，同时可以采用物理和药物降温的方式帮助孩子降温。特别提醒，千万不要试图去阻止孩子抽搐的身体，这样容易发生骨折造成二次伤害。

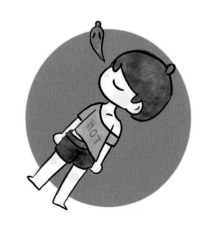

②如果孩子抽搐持续5分钟以上

仍未缓解，或在短时间内反复发作，提示病情严重，必须拨打急救电话，紧急送医院。在送医途中，要注意将孩子的口、鼻腔暴露在外，伸直其颈部，保持呼吸道通畅，要密切观察孩子的面色有没有发青、苍白，呼吸有没有急促、暂停等。

③如果孩子以前有过热性惊厥，家中备有止痉的药物，当孩子抽搐时间超过5分钟，或者是反复发作的时候，可以在医生指导下通过直肠使用地西泮帮助孩子缓解惊厥。

④注意预防。如果孩子曾经有过反复发热导致的抽搐病史，可根据医嘱备药在家；当孩子出现高热时，可以先服用对应药物进行预防。

（二）腹泻

在各种致病因素的刺激下，胃肠道会发生功能紊乱，如果肠道内存留水分过多，则表现为腹泻：排便次数比平时明显增多（3次以上）；粪便稀薄，水分增加；每日排便量超过200 g，或含未消化食物或脓血、黏液。

1. 腹泻只是吃坏了那么简单吗？

引起腹泻的原因很多，临时性因素如食用油腻、辛辣或高纤维素食物可导致大便次数增多、粪质稀薄，比如吃了火锅之后"拉肚子"不一定是商家使用了地沟油，可能只是因为肠道被"油辣"刺激了而已。腹泻有多种分类，其中感染性腹泻的病因包括病毒、细菌或寄生虫感染。比如吃了变质的馊饭菜之后的细菌性腹泻、轮状病毒感染引起的腹泻。

2. 腹泻饮食有讲究

（1）又拉又吐还不让吃东西对不对？

很多人存在一个错误观念："在腹泻急性期，需要暂时禁食，理由是让胃肠道得到完全的休息。"殊不知这个观念是不正确的，我们推荐一旦完成补液（口服补液或者静脉补液），就要根据耐受情况立即恢复适龄膳食，也就是说我们要尽早尽量通过食物（母乳）保证腹泻儿童的营养摄入，来弥补腹泻带来的营养损失。

（2）腹泻期间只能吃白米粥吗？

白米粥虽然是流质食物好消化，但是营养不足，而复合碳水化合物、瘦肉、酸奶、水果和蔬菜都是比较推荐的。比如说肉糜粥中混入菜泥能保证蛋白质、碳水化合物、维生素的摄入，比单纯吃白米粥要好得多。

（3）为什么不能吃油炸、油腻的食物？

人体需要的营养物质包括糖、蛋白质、脂肪、维生素等，其中脂肪是最难消化的，胃肠道需要花费更长的时间去完成消化脂肪的任务。油炸食物不仅难以消化，多半还比较坚硬，会增加胃肠道负担，刺激胃肠道蠕动，加重腹部疼痛，甚至划破脆弱的胃肠道。

（4）在腹泻急性期能食用牛奶、豆浆、鸡蛋补身体吗？

不建议喝牛奶和豆浆，因为这些食物会产气，导致腹胀；牛奶中的酪蛋白也不容易被消化，因此即使蛋白质含量丰富，也不推荐在腹泻急性期进食牛奶、豆浆。

腹泻急性期高蛋白饮食会增加胃肠道负担，不利于消化，但是在缓解期，可以尝试吃鸡蛋，且嫩嫩的鸡蛋羹比水煮蛋更好。

3. 腹泻补水不能忘

（1）腹泻为什么需要补水？

严重腹泻的时候，水丢失过多，会导致患儿脱水，毕竟人都是"水"做的；另外，哗哗拉出去的也不只是单纯的水，还有电解质，如钾离子、钙离子、镁离子等，这些电解质对于维持身体正常运转有着重要作用。例如当身体钾含量过低的时候，就会出现肌肉无力，甚至心搏骤停。

（2）腹泻应该怎么补"水"？

补水不是简单喝"水"就可以了，腹泻儿童除了补水还要补电解质。纯净水里几乎不含电解质，矿泉水中钠离子、镁离子、氯离子含量和电解质种类都不足以满足腹泻患儿的需求，所以腹泻患儿通常是少量多次喝"口服补液盐"，重度脱水或不能口服补液的儿童，还应静脉补液。

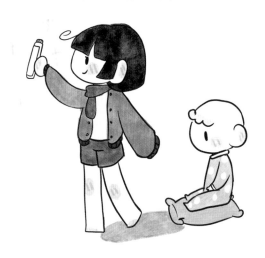

（3）排泄物应该怎么处理

排泄物，尤其是传染病患儿的排泄物，包括大便、呕吐物中含有大量的致病菌，一旦这些致病菌进入下水道辗转到自然环境或者污染了居住环境，就可以造成传播，所以对于腹泻患儿的排泄物，需要撒入含氯消毒剂等消毒后再倒入厕所。

另外，接触患儿前后，接触患儿物品、排泄物前后都需要洗手消毒。

4.红屁股惹人忧

（1）为什么会出现红屁股

腹泻产生的稀便属酸性物质，同时含有较多病菌，会让儿童的小屁屁持续潮湿且长时间受到酸性环境和病原体的刺激，从而导致皮肤发生红肿、溃烂等不同程度炎症反应，尤其是使用尿不湿的婴幼儿更容易出现红屁股。较大儿童能通过语言"痛""痒"表达出来，对于婴幼儿，就需要家长多观察、早发现。

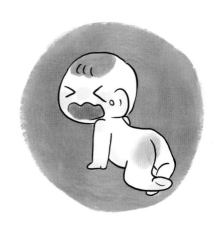

（2）屁股红了怎么办

①保持皮肤清洁、干燥。对于较小的婴幼儿，家长要为孩子选用柔软透气的尿不湿，勤换尿不湿，便后及时用温水和少量温和且具有生理性 pH 值的清洁产品清洗臀部并吸干水分，绝对不使用有刺激性的洗护用品，温热的清水是最合适的选择（注意不是热水）。

②使用油性皮肤保护剂。在肛周涂紫草油，甚至食用芝麻油、花生油，都是可以的。这些油类保护剂可以将皮肤与粪便、尿液隔开，保护娇嫩肌肤，减少刺激。

（3）红屁股会烂掉吗？会感染吗？

在腹泻时间较长又没有护理妥当的情况下，红屁股是常见的，红屁股一般不会造成严重后果，更不会烂掉，但还是需要重视，因为大便中含有的大量致病菌可能从破溃的肛周皮肤侵入血管（肛周有丰富的血管），导致感染，严重时会发生败血症，因此应该及早处理。

提醒：就医时可以带便便一起去

细菌、病毒感染是引起婴幼儿腹泻常见的原因。在细菌感染中，最为常见的致病菌包括沙门菌、志贺菌、大肠埃希菌等，其中大肠埃希菌主要分布在十二指肠黏膜、空回肠上端等部位，会破坏肠道微绒毛刷状缘，损伤肠道上皮细胞功能，使患儿肠道吸收功能受到影响，造成食物无法吸收，导致腹泻。较为常见的引发腹泻的病毒包括杯状病毒、轮状病毒等，且杯状病毒占比更高。

引起腹泻的细菌、病毒种类繁多，所以在接受治疗前应先进行粪便微生物检验工作，明确引起腹泻的病原体，可以让用药更有针对性，减少不必要的抗生素使用，提升患儿的治疗效果。

基于此，家长在患儿第一次就诊的时候应用无菌容器装上大便标本，可以更早地送检、更早得到检验结果。

5. 如何留取大便标本

　　关于容器，如果有像医院那样专门存放大便标本的容器是最好的，如果没有，选择家里有的任何可以密闭的"无菌"容器都可以，或者用煮沸消毒后的玻璃瓶来装也是可以的。在留取标本的时候，大便的各个部位都留取一点儿，如果大便有脓血或黏液，应留取有脓血或黏液的部分；如果为水样便，还要收集一部分"水"一起送检。

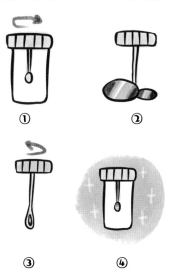

①　　　　②

③　　　　④

留取大便标本示意图

（三）皮疹

皮肤或黏膜因不同原因出现不同形态的疹型，如斑丘疹、水疱疹、淤点、淤斑等；若见于皮肤为皮疹，见于黏膜则为黏膜疹。

1. 这些传染病会有皮疹

猩红热、风疹、水痘、麻疹、登革热、斑疹伤寒、恙虫病、伤寒、副伤寒、丹毒、野兔热、马鼻疽等多种疾病会有皮疹。其特点是发疹时多伴有不同形式的发热。由于病种的不同，皮疹各有特色。

如猩红热的皮疹发生于病后的第1～2天，表现为粗糙、砂纸样、压之褪色的红色皮疹，最终会出现皮肤脱屑，伴口周苍白和草莓舌。

麻疹的皮疹常发于病后的第3～4天，麻疹伴有压之褪色的"砖红色"斑丘疹，始于头颈部，向躯干和四肢离心式播散。患者通常还有发热、咳嗽、结膜炎和柯氏斑。

水痘的皮疹常于发病数小时或 1～2 天分批陆续出现，初为红斑，次为斑疹，这些斑疹分批出现，从丘疹到水疱再到结痂，不同阶段的皮疹可同时存在。

此外，斑疹伤寒、伤寒、恙虫病、副伤寒、野兔热也为发疹伴有发热的传染性疾病，但发病率较低，可以根据其典型的发热类型及病史协助诊断。

常见传染病如流行性感冒、结核病、疟疾等，有发热，但一般不发疹。

2. 皮肤痒痒痒，怎么办？

应对皮疹瘙痒的办法一般有：

①必要时遵医嘱使用抗过敏药物。感染性皮疹，包括水痘、手足口病等，出现皮疹的同时也伴发热，需要遵医嘱针对性用药。

②皮肤瘙痒时遵医嘱使用止痒药物。

③修剪患者指甲，避免指甲过长挠破皮肤，导致感染。

④饮食也应注意清淡、营养，避免辛辣食物。

⑤勤洗手，保持手部卫生。

　　⑥保持皮肤清洁，沐浴水温不能太高，不使用有化学刺激性的洗护用品。

　　⑦患者的贴身衣服和床上用品最好不用碱性的肥皂或者洗衣粉进行洗涤，洗净后要注意将衣物残留的肥皂或洗衣粉漂洗干净，以免对皮肤产生刺激。穿着后的衣服暴晒消毒。

　　⑧保持室内空气流通，增加孩子舒适感，预防疾病传播。

3. 皮疹挠破了会感染吗？

　　挠破皮疹后是否发生感染受患者皮损面积、自身抵抗力和皮损污染情况的影响，需要具体情况分析。皮疹会破坏皮肤的屏障功能，皮肤在挠破后，出现渗血、渗液的创面，为细菌生长提供了有利环境。如果患者抵抗力低下，则会增加细菌感染的风险，且皮肤破损后会出现疼痛，创面愈合时间延长，皮疹反复出现等情况。

4. 皮疹会传染吗？

皮疹是否会传染，需要看疾病的类型和传播途径。若为接触性传播的疾病，疾病中若出现皮疹，那么皮疹的疱液具有一定的传染性，如水痘、带状疱疹、单纯疱疹、手足口病等的皮疹。真菌感染导致的皮疹也具有一定的传染性，例如甲真菌病、体癣等。

（四）意识障碍

1. 什么是意识障碍

意识是人对外界环境、自我的感知觉，意识障碍即是对外界环境和自我的感知觉出现障碍，主要表现在这两方面：

第一方面是觉醒障碍，按字面意思简单理解就是"睡觉—清醒"这个周期被破坏了，可表现为嗜睡，常见到的"昏过去了""喊不醒了""使劲喊才能有点儿反应"就是意识障碍的表现。

第二方面是意识内容障碍，是指感知、思维、记忆、注意、智力、情感和意志活动等心理过程异常，可能表现为记忆减退、对答不切题、逻辑混乱等。比如问对方年龄，得到的答案却是风马牛不相及的，或者根本答不出来，甚至胡言乱语。

2.意识障碍严重吗？

意识障碍的概念很复杂，意识障碍的程度和内容需要由专业人员来判断，当传染病患儿发生意识障碍时，一般先出现觉醒障碍，意识内容方面的障碍可能到疾病后期才会出现。

3.意识障碍时掐人中、按压虎口有用吗？

掐人中与按压虎口有刺激呼吸活动、调节内分泌、促进血液循环的作用。掐带来的疼痛也有一定的刺激作用，但是对于意识障碍的预防、治疗没有本质上的帮助。

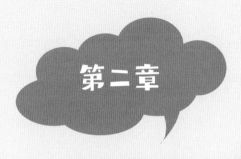

第二章

防不胜防，
儿童常见传染病

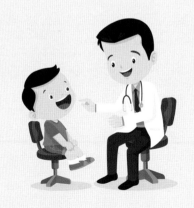

一、流感：冬春到，流感闹

正夏的太阳像个大火炉，把大地烤得发烫，空气里弥漫着"炽热"的味道。2岁的欣欣一见到下班回家的妈妈就高兴地飞扑过去，满头大汗的妈妈也来不及清洗就疼爱地抱起了女儿，软软糯糯的小人儿飞快地钻进妈妈怀里，一双小手紧紧地抱住妈妈的脖子，并似懂非懂地撩起衣袖给妈妈擦汗。看着女儿红彤彤的小脸蛋儿，妈妈用手摸了摸，有些发烫，奶奶见状说："欣欣刚才在那蹦蹦跳跳玩皮球，热得一身汗。"妈妈不放心，立刻用体温计给欣欣测了体温，结果37.1℃，这才认同了奶奶的说法。

晚上，以往睡觉安分乖巧的欣欣异常频繁地掀开被子，凌晨妈妈给欣欣盖被子时摸到她浑身"滚烫"，测出体温38.1℃，全家立刻"总动员"。妈妈轻声地抱着哄着欣欣，奶奶打来温水，把欣欣额前和露在衣服外面的胳膊、腿儿全部擦了一遍，甚至脱掉小裤裤擦浴腹股沟，爸爸给烦躁哭闹的孩子喂了点温开水。

时钟滴滴答答，在凌晨安静的环境中异常清晰。半个小时过去了，看着哭闹的孩子面色痛苦地睡去，大人们也分不清楚她是哭累了还是发热闹腾的，好在复测体温降到了37.8℃。妈妈却依然不敢打盹儿，时时刻刻关注着女儿。没过一小时，欣欣体温又升到38.7℃，妈妈不淡定了，马上用温水给孩子擦拭退热。看着欣欣被擦拭得红彤彤的小身体，妈妈心痛不已，找来退烧贴和美林，外贴内服，希望双管齐下能让欣欣快速退热。然而一整夜欣欣就这样反反复复发热，体温一直在38.3℃左右居高不下，早上醒来精神状态也不如往常，妈妈开始怀疑这不是普通感冒，得马上去医院。

在医院抽血过程中，欣欣体温已经升到了39℃，一家人围着高热不退的欣欣急得像热锅上的蚂蚁，焦灼不安。2小时左右血常规结果出来了，医生判断为"细菌感染"，开了抗生素头孢丙烯和清热解毒的冲剂，叮嘱家长按时给欣欣服药。

回家按照医嘱服药3天后，欣欣高热仍然未见好转，妈妈立马收拾东西抱着欣欣去了就近医院的儿科急诊。到了医院妈妈焦急地告诉医生："孩子吃了 3 天药了，但是体温一直反复在 38℃ 左右，最高达到了 40℃，而且热度很难退下来。除了发热，娃娃精神时好时坏，吃东西稍微有减少，但是没有咳嗽、流鼻涕之类的感冒症状，我家欣欣是不是得了什么大病？"儿科医生看了欣欣的扁桃体，听了两侧肺，一边宽慰着妈妈，一边建议做甲型流感（简称甲流）筛查。最后结果如医生的预期：甲流！

　　终于找到了病因，妈妈舒了一口气，但又开始紧张：什么是"甲流"？和流感一样吗？欣欣又是怎么患上甲流的呢？带着一连串的疑惑，儿科医生给欣欣开了奥司他韦，并贴心地安慰着妈妈，耐心地讲解相关专业知识。

1. 什么是流感

　　流行性感冒，简称"流感"，是由流感病毒引起的急性呼吸道传染病。流感病毒对人类危害比较严重。流感病毒家族庞大，按其核心蛋白分了四个"分支"，即四个型别：甲型（Ａ型）、乙型（Ｂ型）、丙型（Ｃ型）和丁型（Ｄ

型）。甲、乙、丙、丁型下又有新的亚型，并排列组合而成更多的"流感病毒成员"。甲型流感病毒 H1N1、H3N2 和乙型流感病毒 Victoria 和 Yamagata 容易引起季节性流行，丙型流感病毒仅呈散发感染，丁型流感病毒主要感染牛且未发现人类感染。在流感病毒庞大的家族中，甲型流感也就是"甲流"对我们人类的威胁是最大的。

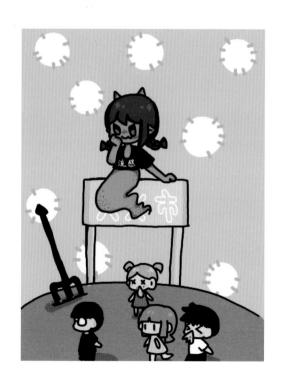

2. 什么是甲流

甲流是一种由甲型流感病毒引起的急性呼吸道传染病，进一步分为各种亚型，理论上可多达 198 个亚型，一旦发生重大变异或重组可能引发流感大流行。目前导致每年季节性流行的是甲型流感病毒 H1N1 和 H3N2 亚型。

3. 什么是禽流感

禽流感病毒属正黏病毒科甲型流感病毒属，除感染禽类外，还可感染人、猪、马、水貂和海洋哺乳动物。可感染人的禽流感病毒亚型为 H5N1、H9N2、H7N7、H7N2、H7N3 等。

我们熟悉的 H7N9 亚型禽流感病毒是新亚型，该病毒为新型重配病毒，编码 HA 的基因来源于 H7N3，编码 NA 的基因来源于 H7N9，其 6 个内部基因来自于 H9N2 禽流感病毒。这些亚型病毒以往仅在禽类之间发现，2013 年，人感染新型 H7N9 禽流感病毒首次在我国被发现，据中国疾病预防控制中心统计，2013—2019 年我国有 1 500 多人染病，病死率近 40%。

4.为什么孩子得甲流不易被发现，它有哪些症状，又怎么确诊

当甲流发生时，家长可能只能观察到孩子突然高热不退，抽血检查也不容易被甄别，加上孩子语言表达能力有限，很难询问病史，因此容易和普通感冒相混淆。

流感通常急性起病，高热（39～40℃），轻症流感常与普通感冒表现相似，但流感"烧得更厉害"，一般感冒很少烧到 39℃以上。流感的全身症状更明显，常有咽痛、咳嗽，可有鼻塞、流涕、胸骨后不适、颜面潮红、结膜轻度充血等症状，并可伴畏寒、寒战、头痛、肌肉与关节酸痛、极度乏力、食欲减退等全身症状，也可有呕吐、腹泻等症状。

如果出现上述症状，尤其是在流感流行季节，出现不明原因的高热不退，可能被流感病毒"偷袭"了。由于流感的症状、体征缺乏特异性，所以需要实验室检测来确诊。检测方法包括核酸检测、病毒分离培养、抗原检测和

血清学检测。

5.甲流是通过什么途径"偷袭"欣欣的呢？

流感病毒主要通过感染者打喷嚏和咳嗽等产生的呼吸道飞沫传播，也可经口腔、鼻腔、眼睛等黏膜直接或间接接触传播。

在特定场所，如人员密集且密闭或通风不良的房间内，也可能通过气溶胶的形式传播。也就是说如果空气中悬浮着病毒飞沫，即使没有面对面，在一定时间内同处一个空间也是很有可能传播的。另外，甲流也会通过直接接触传播或接触被病毒污染的物品，比如玩具等造成间接传播。

人群对流感病毒普遍易感，流感患者和无症状感染者是流感的主要传染源。

据奶奶回忆，欣欣在发热前几天常和邻居小孩萱萱在一起玩，恰巧萱萱在欣欣前一天突发高热不退后确诊为甲流。另外，欣欣3天前曾在商场的儿童乐园玩，小朋友们几乎都没戴口罩，环境相对密闭，被其他已经感染甲流的小朋友传染也是很有可能的。

6. 流感都发生在冬春季吗？

流感的流行季节以冬季和春季为主，因此，冬春季应当加强防护，警惕流感找上门，但是流感在其他季节也会发生，比如欣欣的案例就是发生在炎热的夏季。也正因为欣欣属于散发病例，所以容易被漏诊。

7. 如何预防流感

（1）接种流感疫苗

实践证明，免疫预防是减少流感危害的一种重要措施和手段，对高危人群、易感人群接种流感疫苗是预防流感的有效方法。实施流感疫苗接种的主要目的是减少流感造成的危害，减轻流感的疾病负担，保护接种者不患流感或是减轻流感症状、降低超额住院率和超额死亡率。

（2）保持良好的卫生习惯

培养良好的生活习惯，如勤洗手是预防流感的有效措施。讲礼仪，当咳嗽或打喷嚏时用纸巾、毛巾等遮住口鼻，尽量避免手触摸眼睛、鼻或口。

（3）养成健康的生活习惯

早睡早起，规律作息，保持充足的睡眠。合理膳食，各种营养搭配合理，养成早起喝水、饭后吃水果的好习惯。平时要注意锻炼身体，适量运动，增强自身免疫力，从而能够抵抗各种疾病，同时要根据天气变化适当增减衣服。

（4）多通风，少聚集

在流感流行季节，勤开窗通风，加强空气流通。自我保护在预防流感中是不可忽视的重要环节，5岁以下儿童、65岁及以上老年人、孕妇，以及患有哮喘、糖尿病、心脏病等慢性基础性疾病的易感人群应尽量避免去人员聚集的密闭场所，必须外出时建议佩戴口罩，与他人保持1 m社交距离。

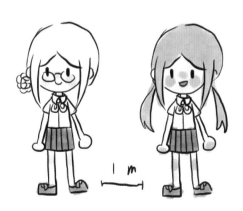

（5）做好个人防护，减少疾病传播

在出现流感样症状后，应尽早给予抗流感病毒治疗，不必等待病毒检测结果。在发病 48 小时内进行抗病毒治疗可缩短症状持续时间、减少并发症、缩短住院时间、降低病死率；发病时间超过 48 小时的重症患者依然可从抗病毒治疗中获益。此外，患者应居家休息，多饮温开水，进行健康观察，避免带病上班、上课。非必要不外出，外出或接触他人时佩戴口罩，减少疾病传播。若出现病情加重，须及时前往医院就诊，严防继发细菌性感染。

（6）补充锌、维生素 C 和维生素 D 等营养素

补充锌、维生素 C 和维生素 D 等营养素可能在预防急性呼吸道感染和缩短其病程方面有一定的效果。

8. 得了流感要注意什么

流感的治疗效果一般都是很好的，治疗方案也成熟有效，所以不必恐慌。确诊流感以后要特别注意下面几点：

（1）呼吸道隔离

一般居家隔离，避免接触家里体弱的老年人和小孩。卫生部《甲型 H1N1 流感轻症患者居家隔离治疗管理方案（试行版）》指出：患者发病后至少需在家中隔离观察 7 天，或至流感症状消失后 24 小时，以两者之间较长者为准，儿童有可能超过 7 天。隔离观察期间，患者应尽量避免离家，如需离家（如到医院就诊）需戴外科口罩。

（2）遵医嘱服药

不同分型的流感用药不同。研究显示，甲型流感病毒对奥司他韦、扎那米韦敏感。常用的中成药包括喜炎平、痰热清、连花清瘟胶囊、银翘解毒颗粒等。奥司他韦等抗病毒药物治疗疗程一般为 5 天，此期间如果体温、精神状态等无明显好转，需要前往隔离医院进一步治疗，需结合实验室指标遵医嘱联合用药。因为这些药物会带来胃肠道药物副反应及肝肾功能损害，所以一定要在医生的指导下服用，我们不建议家庭常备这些药来预防流感，或不看医生就自行用药，也不建议自行延长服药时间，要及时复查并监测肝肾功能等。

（3）高热的处理

高热可采取物理降温，包括温水擦拭、酒精擦拭（2岁以下儿童不适用，酒精会通过皮肤被儿童吸收，增加肝脏负担），必要时口服及静脉用药，如对乙氨基酚和布洛芬等。处方药一定要在医生的指导下使用，听医生的话，不要随便乱吃药。

g. 季节性流感和流感大流行有什么区别

季节性流感是由流感病毒引起的急性呼吸道传染病，由早已在人类中流传的流感病毒亚型所引起。多在冬春季节暴发，一般情况下每年11月至次年2月为流感流行高峰。季节性流感的潜伏期为1～3天，健康人患季节性流感后通常会于2～7天自行痊愈。

流感大流行是指当甲型流感病毒出现新亚型或旧亚型重现，人群普遍缺乏相应免疫力，造成流感病毒在人群中快速传播，从而引起全球范围内的广泛流行，每隔10～50年出现1次。

流感大流行期间，患者除具有季节性流感的症状外，同时伴有严重的全身中毒症状，严重者会继发细菌性肺炎、雷耶 (Reye) 综合征、中毒性休克、心肌炎及心包炎等。老人、儿童、伴有某些基础性疾病或体质虚弱者患流感后容易发生严重的并发症，甚至死亡。

10. 只要打了流感疫苗就可以高枕无忧了吗?

接种流感疫苗是预防流感、保护易感人群最基本的措施。疫苗在很大程度上可以保护我们，但并不是接种疫苗就一定不会再感染流感病毒，这是因为:

①人患流感后能产生获得性免疫，但流感病毒会很快发生抗原性变异从而逃逸宿主免疫。

②疫苗不能覆盖所有的流感病毒亚型。

③通常接种流感疫苗 2 ~ 4 周可产生具有保护水平的抗体，6 ~ 8 个月抗体滴度开始衰减，因此，人的一生可能会多次感染相同和（或）不同型别的流感病毒。故还是需要每年接种流感疫苗。

11. 推荐儿童接种流感疫苗吗?

每年接种流感疫苗是预防流感最有效的手段。美国疾病预防控制中心免疫实践咨询委员会及美国儿科学会推荐所有6月龄及以上者每年接种流感疫苗。那6月龄以下婴儿无法接种流感疫苗,且小年龄组儿童得流感后出现重症的风险高,该怎么办?我们建议6月龄以下婴儿的家庭成员和看护人员接种流感疫苗,进而间接对6月龄以下的婴儿提供保护。

12. 为什么有的儿童流感疫苗只打一针,有的却需要打两针?

我国推荐首次接种或既往接种2剂以下(以前只接种过1剂)流感疫苗的6月龄至8岁儿童应接种2剂(间隔≥4周);以前接种过2剂或以上流感疫苗的6月龄至8岁儿童,则建议接种1剂;9岁及以上儿童仅需接种1剂。

13. 为什么建议每年在 10 月底前接种流感疫苗？

我国各地每年流感活动高峰出现时间及持续时间不同，为保证受种者在流感高发季节前获得免疫保护，建议在 10 月底前完成免疫接种。由此推断，如果是需要接种两剂的儿童，9 月底就应安排第一剂的接种了。

14. 对鸡蛋过敏者能不能打流感疫苗？

对疫苗中所含任何成分（包括佐剂、甲醛、裂解剂及抗生素）过敏者，不能接种流感疫苗。《中华人民共和国药典》（2015 版和 2020 版）均未将对鸡蛋过敏作为禁忌，所以有蛋类严重全身过敏反应史的儿童，在医疗机构监护下也可以接种流感疫苗。

小建议

◎ 高热不退一定要查清楚原因，早发现、早诊断。

◎ 虽然奥司他韦等药物治疗甲流有效，但不建议家庭自行服用，需要警惕药物带来的肝肾损害。

◎ 无论什么病，服药一定要按疗程，不要吃吃停停、漏服、随便补服或者私自增减剂量。

◎ 虽然疫苗不是"保险针"，但仍然在很大程度上保护了我们，建议易感人群接种疫苗。

二、流行性腮腺炎：小脸肿得肉嘟嘟

"白云悠悠，阳光柔柔，青山绿水一片锦绣，走走走走走，我们小手拉小手，走走走走走，一同去郊游……"

希希今天特别开心，蹦蹦跳跳，哼着小曲，得意地问妈妈自己唱得好不好听。原来这首歌是今天幼儿园小朋友去春游的路上王老师教的新歌。

第二天一早，妈妈照常先叫希希起床洗漱，然后去厨房准备早餐。可是半晌也没见希希的小身影，平时的起床"积极派"今天怎么赖床了？妈妈暗自想："看来昨天春游玩得太累了。"妈妈来到床旁，轻捏了下希希肉嘟嘟的脸颊，感觉有点发烫，赶紧用耳温枪测了一下体温，37.0℃，没有发热，便催促着睡眼惺忪的希希起床。早餐间，希希没吃两口就嚷嚷着不想吃了，眼看就要迟到了，妈妈抓起一盒牛奶、一块蛋糕放进书包，匆匆送希希去了幼儿园。

下午放学回到家，妈妈发现希希书包的牛奶和蛋糕还在，她看着希希无精打采的样子，心疼地问道："宝贝，是不是哪里不舒服啊？"希希指着右边脸蛋儿说："牙疼。"妈妈用手电筒检查了一下希希的口腔和牙龈，没看出啥异常，又摸了摸希希右边脸蛋儿，希希马上捂住脸颊："脸也疼！"妈妈对比了下左边脸，感觉右脸有点烫，赶紧测了一下体温：37.1℃。看来看去希希有点不耐烦，着急地闹着先要去玩乐高。妈妈见希希没发热，精神头好着，便让他去玩，并且嘱咐道："只能玩30分钟哟！"

吃晚饭的时候，妈妈特意给希希熬了粥，看他吃了一碗也没嚷嚷哪儿疼，心想："可能是要换牙齿了，下午才疼的吧。"

第二天中午，妈妈正在吃饭，突然接到幼儿园王老师的电话："希希妈妈，希希发热37.8℃，中午饭也吃得很少，饭后吃了一瓣橘子就嚷嚷着脸疼，喉咙疼，右边脸红肿得厉害，你赶紧带他去医院检查一下吧。"

妈妈匆匆忙忙赶到幼儿园，哭得稀里哗啦的希希嚷嚷着："妈妈，我脸疼。"妈妈摸了摸希希的脸颊，明显发烫，而且肿得比昨天更明显了。

　　妈妈带着希希去了医院，分诊、挂号、看医生、抽血。最后医生告诉妈妈，希希患了流行性腮腺炎，症状虽不算太严重，但因为流行性腮腺炎是传染性疾病，需要居家隔离3周。同时要保持口腔清洁，常用温盐水漱口，多饮水，多休息，食用清淡软食，不能吃酸性食物。暂时不需要特殊用药，如果出现症状加重或高热不退、呕吐等再及时就医。

　　晚上，妈妈接到幼儿园王老师打来关心希希情况的电话，并向王老师请了3周假居家隔离。没想到王老师说，班里还有一个和希希玩得比较好的同学，下午不舒服被家长带回家，去医院检查后也说是疑似流行性腮腺炎。

　　为防止疾病在校园内进一步扩散，幼儿园全体教职工都紧张了起来，紧急召开了全园会议，采取了以下预防措施：①做好出入园体温登记工作；②统计流行性腮腺炎疫苗接种情况；③幼儿园进行全面消毒、通风；④开展流行性腮腺炎预防知识宣讲。

1. 什么是流行性腮腺炎

流行性腮腺炎，是由腮腺炎病毒引起的一种急性、全身性感染，以腮腺肿痛为主要特征的呼吸道传染病，主要发生在儿童和青少年，是低年龄段儿童的主要传染病；全年均可发病，以冬春季为主；自然感染后一般可获得较持久的免疫力，再次感染极为罕见。我国将流行性腮腺炎纳入丙类传染病管理。

2. 流行性腮腺炎是如何传播的

流行性腮腺炎主要经呼吸道传播，病毒可存在于患者的唾液和呼吸道分泌液中，比如口水、鼻涕、喷嚏。当患者咳嗽或者打喷嚏时，病毒跑出来飘浮在空气中或者跟着喷嚏飞沫直接传播扩散。流行性腮腺炎病毒也可以潜伏在患者接触过的生活用品上，比如衣物、餐具、玩具，如果其他小朋友接触到这些潜伏了病毒的物品，就可能会被感染。希希的好朋友可能就是在和希希谈话、玩耍的过程中直接吸入了流行性腮腺炎病毒，也可能是接触了希希的玩具，和希希牵手等间接感染了流行性腮腺炎病毒。

3. 流行性腮腺炎有哪些症状

①大多数孩子感染后和希希的病程进展相似。在脸颊、靠近耳垂的地方，腮腺出现肿大、疼痛为最早表现，少数患儿还会有发热、畏寒、头痛、肌痛、咽痛、食欲不佳、恶心、呕吐等不适症状，随后在 48 小时内逐渐出现一边或者两边腮腺肿痛。

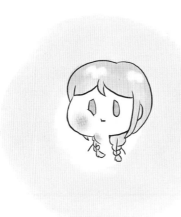

②肿大的腮腺以耳垂为中心，逐渐向周围扩大，形状像一颗梨一样，边缘不清，肿胀部位皮肤紧张，发亮不发红，轻轻触碰就有明显的痛感，张口、咀嚼（如希希一样进食橘子这样的酸性刺激性食物）时刺激唾液分泌，导致疼痛加剧。

③张嘴时疼痛感加重，孩子进食减少或不愿吃东西。发病后 2～3 天腮腺肿大达高峰，民间也称为"大嘴巴"，可持续 5 日左右，之后症状减轻，全部病程为 7～12 日。

4. 得了流行性腮腺炎需要注意什么

流行性腮腺炎为自限性疾病，如果没有并发症，一周左右就可以自愈。目前没有治疗流行性腮腺炎的特效药物，因此一般对症治疗。治疗要点如下。

（1）居家隔离

由于流行性腮腺炎具有传染性，所以确诊流行性腮腺炎后需要居家隔离，规范佩戴口罩，减少接触他人，一般卧床休息直到腮腺肿胀完全消退。

（2）减轻疼痛

急性期患儿可能和文中的希希一样"痛痛痛"，不想吃东西，因此在急性期应选择些富含营养、易于消化的半流食或软食，比如稀饭、鸡蛋羹等，不要吃酸、辣及干硬食品，以免加重肿痛；保持口腔卫生，多饮水，及时漱口，防止继发感染；局部可以冷敷或外敷消肿止痛药。

（3）发热的处理

一般采取物理降温，比如温水擦浴、洗温水澡等，鼓励孩子多饮水，出汗时及时更换被服，以免受凉。如果孩子体温超过 39℃ 且持续不退或精神状态不好，需要及时就医，遵医嘱应用退烧药。

（4）口腔护理

注意口腔卫生，饭后及睡前用淡盐水或复方硼酸溶液漱口或刷牙，清除口腔及牙齿上的食物残渣，防止继发感染。对于不会漱口的患儿，需做好口腔护理或多饮水。

（5）并发症观察

若流行性腮腺炎病毒侵袭其他腺体或器官，可能引起脑膜脑炎、胰腺炎、睾丸炎或卵巢炎等，如果出现这些症状：高热、头痛、呕吐、嗜睡，甚至抽搐、昏迷等，应警惕脑膜脑炎的发生；合并胰腺炎时可引起上腹疼痛及呕吐等；如果男孩出现"蛋蛋"疼痛的症状，那很可能并发睾丸炎，应当及时就医。

5. 流行性腮腺炎应当如何预防

流行性腮腺炎作为常见的呼吸道传染病，在人员密集的场所（如学校）、通风条件差的环境（如室内游乐场）更容易传播。我们应针对传染病的传染环节进行重点防控。

（1）控制传染源

流行高峰期应避免去人员密集场所，如出现相关症状应及时就医，并减少接触他人，尽量居家休息。

（2）切断传染途径

经常开窗通风，保持室内空气清新和流通，注意个人卫生，养成良好的生活习惯。勤洗手、勤换衣被，注意咳嗽礼仪，双手接触呼吸道分泌物后(如打喷嚏、擤鼻涕)应立即洗手，避免脏手接触口、眼、鼻等。

（3）保护易感人群

人群对流行性腮腺炎病毒普遍易感。自然感染后一般可持续较久的免疫力，再次感染极为罕见。孕妇应避免与流行性腮腺炎患者接触，在流行性腮腺炎流行季节应注意隔离或外出佩戴口罩等。如孕妇在临产期或围生期患流行性腮腺炎，婴儿应隔离，并停止哺乳。

（4）预防接种

流行性腮腺炎是一种通过接种疫苗可以预防的传染性疾病。接种疫苗是预防流行性腮腺炎最经济有效的方法，儿童应按国家免疫规划完成预防接种，共接种 2 剂次麻腮风疫苗，于 8 月龄、18 月龄各接种 1 剂。此外，还可以接种流行性腮腺炎减毒活疫苗。

 小建议

◎ 幼儿从上幼儿园开始，会普遍处于"生病"状态，除了主动增强自身免疫力外，不断生病也是儿童免疫"锻炼"、成熟的过程，家长要能理解孩子不断"生病"的状态，不必过于焦虑。

◎ 家长也可时常检查儿童的口面部，是否有腮腺肿大、出红疹等疑似感染流行性腮腺炎的症状。

三、感染性腹泻：虚脱的脱是脱水的脱

春节前夕，忙忙碌碌一整天的星星妈妈一下班就飞奔回家，开门便焦急地问："星星今天拉肚子好些了吗？"

外公体谅妈妈的焦急，马上回答道："今天好多了，拉了三次，比昨天少，吃饭比昨天多一些。"

"臭臭是什么样的？还是蛋花汤样的吗？"妈妈追问。

外公安抚妈妈的情绪道："不要着急，星星今天拉的是黄色稀便，瞧！这是照片。"

妈妈看过照片，抱起在爬爬垫上玩得起劲儿的女儿，星星嘟着红彤彤的小嘴儿吵着让妈妈陪着玩。妈妈看着精神、食欲都好转的女儿，这才松了一口气。

时间飞快，不知不觉，星星从咿呀学语，到现在一岁半就可以表达些简单的小想法，妈妈也从一个需要"照书养娃"的新手，蜕变成身经百战的能手。星星偶尔有发热、咳嗽、拉肚子等异常情况，妈妈总有法子轻松应对，这一次妈妈也自信地觉得星星已经好转了。

正逢春节前夕，想着星星也好转了，妈妈便让外公外婆带着星星提前回了老家。3天后，电话里外公焦急地说道："星星今天又突然拉了七八次，便便像蛋花汤一样，闻起来酸臭酸臭的，这是怎么回事啊？"

还没等电话里妈妈说话，外婆又补充道："前两天一天就拉两三次，今天突然增加了，饭也不怎么吃，没精打采的。"

妈妈疑惑地问道："星星今天体温正常吗？有没有呕吐？"

外公道："体温正常，也没吐，就是不肯吃东西。"

妈妈马上请了假，赶回老家。

当天深夜，星星突然呕吐，体温高达39.5℃，妈妈一下慌了神，意识到这次拉肚子肯定不同往常，抱起迷迷糊糊的星星匆忙赶到就近的医院急诊科，医生询问病情、查体后嘱服用益生菌和蒙脱石散，并注意补充足够水分，又给星星开了美林。

日子又过了几天，星星烧退了，拉肚子症状虽然有所好转，大便次数减少到每天 2～3 次，由最初的水样、蛋花汤、酸臭味大便开始变成稀便，但一直没有痊愈。

星星拉肚子已经持续了 12 天，这么长的时间是以前从未有过的，这几天精神也是时好时坏的，妈妈决定再到医院做一次详细的检查。经过一上午折腾，抽血、腹部彩超、查大便等检查和漫长而焦急的等待后，终于拿到了各项检查报告，医生说："这是感染性腹泻，是轮状病毒引起的传染病。"

1. 急性感染性腹泻是什么

急性感染性腹泻指病程在 2 周以内，由多种生物致病性因子引起的肠道传染性腹泻，以大便次数增多和大便性状改变为特点；是儿童常见病、多发病，也是世界性公共卫生问题。其发病率高、流行性广，严重危害儿童健康，尤其是 5 岁以下的儿童常常遭遇它的"魔爪"。该疾病造会成水和电解质紊乱，免疫力低下，是我国儿童死亡的第二大病因，不容忽视。

2. 轮状病毒是感染性腹泻的罪魁祸首吗？

引起感染性腹泻的病原体种类很多，据资料报道我国感染性腹泻病的主要病原体为致泻性大肠杆菌、志贺菌、空肠弯曲菌、沙门菌、轮状病毒等。但是说到小儿感染性腹泻，你一定要记住"轮状病毒"，它便是罪魁祸首。它因形如车轮而被命名为"轮状病毒"，该病毒是引起婴幼儿腹泻的主要病原体之一，全世界 40% 的感染性腹泻由轮状病毒引起。

3. 感染性腹泻有季节性特征吗？

感染性腹泻全年均可发病，每个季节都可能会与感染性腹泻"邂逅"，只是不同季节导致感染性腹泻的病原体可能会不一样而已。最厉害的轮状病毒就常常在秋冬季节出来作案，故亦称秋季腹泻。

4. 小儿腹泻都是感染引起的吗？

当然不是！腹泻分为感染性腹泻和非感染性腹泻。引起感染性腹泻的病原体常经过嘴巴进入身体，非常符合"病从口入"的说法。那些病原体可能存在于污染的食物或者饮水中，也可能附着在儿童手上、玩具以及日常用品中。当机体抵抗力下降，大量病原体侵入身体并释放毒素，就能发生感染性腹泻。而非感染性腹泻主要是由于饮食不当引起的，比如吃得过于油腻、进食过凉食物、喂养不当等。

5. 感染性腹泻会传染吗？

感染性腹泻是一种传染性疾病，传播的途径主要为"粪口传播"，病原体一般从口腔进入身体，又通过消化道排出。

主要传播方式如下：

（1）经水传播

饮用被污染的水或者用被污染的水漱口，清洗饮食用具、蔬菜、水果等都可引起发病。游泳时咽下被污染的水，也可引起感染。

（2）经食物传播

食用被污染的食物。

（3）接触传播

接触了感染性腹泻患者的粪便等也可引起感染。

（4）蝇媒传播

经口接触被苍蝇携带的病原体污染的食物或食具引起感染。

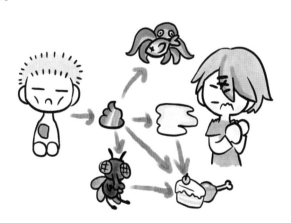

6. 得了感染性腹泻真的会拉到脱水吗？

腹泻按病情轻重分轻型腹泻和重型腹泻，轻型腹泻一般几天内可以自愈。小儿可出现食欲减退、溢奶或呕吐、大便次数增多，一般每天 10 次以内，每次量不多，大便稀薄或带水，呈黄色或黄绿色，有酸味，可见白色或黄白色奶瓣和泡沫。一般来说轻型腹泻可不必过于担心，但也必须引起重视。

重型腹泻起病急，病情重，小儿反复腹泻、呕吐，严重时会陷入脱水状态，必须及时就医，不能耽误。

7. 小儿在腹泻时该如何补充水分？

儿童持续呕吐和腹泻，会导致不同程度的脱水，体内的钠、钾等电解质也随之流失。预防和纠正脱水，防止电解质紊乱和酸碱失衡，补液是关键。

口服补液是预防和治疗轻度、中度脱水的首选方法。医生会根据儿童病情开具口服补液盐或者其他电解质补充剂。

爸爸妈妈们要做的就是保证孩子按时服用，当严重脱水时需要到医院静脉补液。

8. 小儿在腹泻时该怎么吃？

小儿腹泻时的饮食选择很重要。婴幼儿应继续母乳喂养或配方奶喂养，伴乳糖不耐受者应选择低乳糖或无乳糖配方。对于年龄较大的儿童，无须严格限制饮食，多准备孩子喜欢的食物，保障摄取足够的热量，但是需要注意，高糖、高脂和高膳食纤维食物，容易加重腹泻或者胀气，应减少或避免食用。

9. 小儿在腹泻时需要使用抗生素吗？

急性感染性腹泻可由"病毒"引起，抗生素一般是针对细菌感染的。感染性腹泻目前尚缺乏特效的抗病毒药物，但是感染有自限性，可以自愈，使用抗病毒药物或者抗生素没有明显帮助。

爸爸妈妈应及时带孩子就诊，必要时抽血检查，明确感染类型，再进行抗感染治疗，切忌自行凭经验胡乱用药或者抄别人的"作业"，照搬"经验"。

10. 小儿在腹泻时，哪些药物能帮助减轻症状？

（1）蒙脱石散

蒙脱石散是胃黏膜保护剂，有助于缩短急性水样便儿童的病程，减少腹泻次数和量。儿童在空腹时口服蒙脱石散，能更好发挥药物的疗效。

（2）益生菌

益生菌是微生态制剂，可以重塑肠道菌群，缩短腹泻时间，改善腹泻症状，可遵医嘱酌情选用。婴幼儿可通过母乳喂养，从母乳中获取天然的益生菌；人工喂养的婴幼儿需要在奶粉里额外加入益生菌；年纪较大的儿童可口服益生菌片。

这里需要强调一点，益生菌含有活的菌类，为保证疗效，需要放入冰箱于 2 ～ 8℃条件下冷藏。服用时，也应当用温水送服，温度过高会把菌群直接"烫死"。

（3）锌剂

在低收入和中等收入国家的实验报告中指出，补充锌剂或者锌剂联合其他药物治疗儿童急性病毒性胃肠炎可以缩短腹泻时间；但在原本比较富裕或者说中上收入国家 / 家庭里的儿童，锌缺乏是罕见的，就不需要补充锌剂。因此，腹泻儿童是否需要补锌需要根据实际情况做判断。

11. 预防和控制感染性腹泻有什么好法子呢？

急性感染性腹泻是可预防的疾病，适当的预防措施可大幅降低该类疾病的发病率，包括培养良好的卫生习惯、注意个人和环境卫生、提倡母乳喂养、积极防治营养不良以及进行轮状病毒疫苗接种。

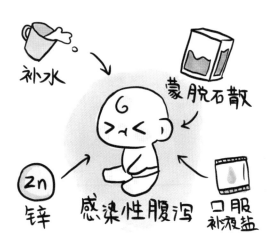

75

四、手足口病：这种不痛不痒的疹子会传染

　　豆豆3岁了，上幼儿园已有半年时光，幼儿园里的阿姨们每天换着花样做着种类繁多的美食，豆豆最喜欢吃幼儿园的红烧狮子头和猪肉白菜馅水饺，每次都能吃两大碗！

　　周四，妈妈早早买了豆豆喜欢的蛋糕等在幼儿园门口，老师一边摸着豆豆的小脑袋，一边告诉妈妈，今天晚饭是水饺，但豆豆只吃了3个，比往常食量少很多，嘱咐妈妈回家后可以给豆豆加个餐。妈妈刚好买了蛋糕，但豆豆不想吃，便拉着妈妈往家走。

　　回家后，妈妈陪着豆豆做了一会儿游戏，奶奶端上了香喷喷的瘦肉小菜粥，豆豆看了看，嬉戏着跑开嚷嚷着不吃，奶奶哄着吃了两口便怎么也不肯再吃。晚上，豆豆翻来覆去睡不踏实，妈妈迷迷糊糊地给他盖了几次被子，没太在意，心想可能是豆豆做梦了。

早上，入园晨检的时候，校医发现豆豆手心长了几个小红点，并在豆豆嘴巴里也发现了两颗红点点，校医马上给豆豆测了体温——37.6℃！询问了班级老师，得知豆豆近两天食欲也变差，校医立刻觉察到不对，嘱咐老师给豆豆妈妈打电话，并嘱咐豆豆妈妈尽快带豆豆去医院检查。

到了医院，体温已经38.6℃了，豆豆被分诊到了"儿科发热门诊"。医生听了妈妈对豆豆病情的描述，又检查了豆豆的口腔、双手、足底和臀部情况，诊断为手足口病，给豆豆开了药，并交代妈妈关注好豆豆体温，发热超过38.5℃就及时加用退烧药，平时给豆豆用吸管吃流质、半流质的食物，回家好好洗手，注意卫生。

3天后，豆豆嘴巴不疼了，胃口也好，精神也好，手上的红点点也变暗结痂了。一周后，豆豆又开开心心地回到了幼儿园。

1. 手足口病，真的名副其实吗？

手足口病是由多种肠道病毒感染引起的儿童常见传染病，其中以柯萨奇病毒A16型（Cox A16）和肠道病毒71型（EV 71）最为常见。好发年龄为5岁及以下婴幼儿，1～2岁组发病率最高，4～6月份为高发季节。多数患儿以发热、口腔黏膜出现散在疱疹，手、足和臀部出现斑丘疹、疱疹为主要临床表现，可伴有咳嗽、流涕、食欲减退等症状。部分病例仅表现为

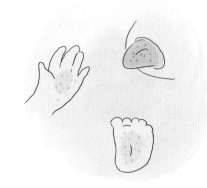

皮疹或疱疹性咽峡炎，个别病例可无皮疹或表现为大疱样改变。因其发病部位主要为手部、口和足底，因此得名"手足口病"。

2. 手足口病是自限性疾病，就不必重视了吗？

手足口病确实是自限性疾病，发病后，多数患儿症状轻微，甚至无须治疗即可在一周左右自愈，所以不必过于焦虑，但是也不可麻痹大意，因为仍然有少数手足口病可能发展成危重症，如不及时治疗可能会危及生命。少数患儿可并

发无菌性脑膜炎、急性弛缓性麻痹、呼吸道感染和心肌炎等；个别重症患儿病情进展快，可能导致死亡。因此，在照顾患儿时，仍然需要仔细观察，若孩子饮水量少于平时，且婴幼儿 4 ～ 6 小时或年龄较大儿童 6 ～ 8 小时未排尿，应引起重视，如果数日后孩子无任何好转或症状加重，应及时就诊。

3. 豆豆是怎么染上手足口病的呢?

手足口病通过消化道和呼吸道传播。感染者和隐性感染者为主要传染源，在发病后一周内传染性较强。主要通过直接接触患儿的粪便、疱疹液、鼻咽分泌物、唾液及接触被病毒污染的手、毛巾、手绢、牙杯、玩具、餐具、奶瓶、床上用品等物品或环境而感染；还可经呼吸道（咳嗽、打喷嚏等）等传播；饮用或食入被病毒污染的水和食物亦可感染。

由于豆豆平常比较调皮，不仅有吸吮手指头的习惯，好奇心也重。一去到公园，席地而坐、到处摸爬是常态；公园里的水潭更是从不放过，总要伸手去捞一捞，觉得水里能捞出宝贝；路边的泥巴也是随手就抓来玩，捏出千奇百怪的小泥人、小动物。平常玩耍后，洗手一秒钟搞定，小手伸到水龙头下打湿，就表示洗好手了，此时豆豆被污染而未被清洗干净的"脏手"就成为感染的重要媒介。

4. 得了手足口病还能去上学吗？

不能。手足口病具有传染性，一旦确诊，小朋友需要居家隔离，完全治愈 1 周以后再入学。同时家长应告知老师，小朋友得了手足口病，这样，老师会对小朋友在学校使用过的玩具和餐具单独消毒。学校老师还要观察其他小朋友没有出现类似症状，防患于未然。

5. 在小朋友确诊手足口病居家隔离期间，家长可以做些什么呢？

确诊手足口病后需要居家接受治疗并休息，而不是放任不管，这期间，家长要做好下面几点：

①家长接触小朋友时应注意卫生，勤洗手，避免"人传人现象"发生。尤其是接触小朋友前后、替小朋友更换尿

不湿、处理大小便后均要洗手，同时妥善处理小朋友的排泄物，不让其他人有机会接触到小朋友的排泄物。

②每天要坚持给小朋友刷牙。为什么呢？虽然小朋友因口腔溃疡疼痛，不愿意刷牙，但如果不刷牙，口腔温润的环境会成为病毒"疯狂生长"的温床，使溃疡不易愈合，还会引起新的问题，比如口臭、龋齿。对于年幼不配合的小朋友，家长可戴指套给小朋友刷牙，较大年龄患儿不配合的，可给予漱口水漱口。

③小朋友最近所穿的衣物、用过的被褥要清洗、消毒，平日里衣物要舒适、柔软（可穿睡衣、居家服等），且需要经常更换。

④ 要对小朋友的玩具、个人卫生用具、餐具（婴幼儿使用的奶瓶、奶嘴也不要放过哦）等物品进行清洗消毒。

⑤虽然手足口病的疹子不痛不痒，但也需剪短小朋友的指甲，以免不小心抓破疹子，疱液流出。

⑥臀部有皮疹的小朋友，需要随时清理其大小便（可用棉柔巾、湿毛巾等），保持小朋友的小屁屁清洁、干燥。

6. 嘴巴里长了红点点就是得了手足口病吗？

不一定，需要与单纯疱疹性口炎和疱疹性咽峡炎区别。

（1）单纯疱疹性口炎

单纯疱疹性口炎一年四季都可发病，由单纯疱疹病毒引起，以散发病例为主。口腔黏膜出现"红点点"或"白点点"，但没有手、足部疱疹。

（2）疱疹性咽峡炎

疱疹性咽峡炎主要由柯萨奇病毒引起，小朋友感染后会有发热、喉咙痛，口腔黏膜出现散在"灰白色点点"，破了以后，周围有"红色点点"（溃疡）。病变主要在口腔后部，如扁桃体前部、软腭(俗称天堂)、悬雍垂(小舌头)等，很少累及两颊的黏膜、舌头、牙龈等。

7. 如何预防手足口病？

①良好的手卫生是预防手足口病的有效措施。儿童在触摸公共物品后、接触唾液及呼吸道分泌物后、如厕后、进

食前都应用清水、洗手液或肥皂正确洗手；家长在加工食品前、和孩子亲密玩耍前，应用洗手液或肥皂正确洗手，至少洗 20 秒。

②婴幼儿使用的奶瓶、奶嘴及儿童使用的餐具在使用前后应充分清洗、消毒；不要让儿童喝生水、吃生冷食物。

③家长应避免自己或让孩子接触患病儿童，以及共用餐具、毛巾或其他个人物品，防止交叉感染。

④在本病流行期间不宜到人群聚集、空气流通差的公共场所（如室内淘气堡、室内游泳池、室内活动室等），注意保持家庭环境卫生，房间要经常通风，勤洗、勤晒衣被，对日常接触频繁的物品表面（如台面、门把手）、孩子的玩具进行定期清洁和消毒。

8. 手足口病可以打疫苗预防吗？

有 20 多种肠道病毒可以引起手足口病，其中接种肠道病毒 71 型灭活疫苗（简称 EV71 疫苗）可有效预防病毒感染引起的手足口病和其他相关疾病，会显著减少手足口病重症和死亡的发生率，鼓励儿童在 12 月龄前完成全程接种。

五、细菌性食物中毒：一次放倒一个班！

八月骄阳似火，周六下午，乐乐家传来欢声笑语，原来是妈妈邀请了邻居贝壳小朋友的家人来家里玩，此时大家正陪着两个孩子玩击鼓传花的游戏呢。玩着玩着花传到了乐乐手里，乐乐站在中间扭扭捏捏说道："妈妈，我肚子痛，不想跳！"乐乐平时可是个表演小天使，不会错过展示自己的机会，妈妈以为是因为今天有邻居在，乐乐有点害羞，便开导着："乐乐，玩游戏大家都得遵守游戏规则，对不对？"乐乐有点不乐意地努努嘴点头说："那我给大家表演学猫叫！"乐乐表演完，爷爷一边一个劲儿地表扬孙子学得惟妙惟肖，一边抱起孙子说："今天咱们都有表演节目，大家都累了，那我来宣布今天我们的游戏到此结束，好不好呀？"说完大人们聊起了家常，贝壳也跑去玩着乐乐的玩

84

具。乐乐依偎在爷爷怀里，不想动，爷爷以为他是累着了，也没在意。

到了晚饭时间，乐乐说着肚子疼不想吃饭，好不容易哄着吃了一点稀饭和青菜，饭后几分钟就给全部吐出来了，整个人也无精打采的。妈妈见状，回想着中午大家都吃得一样，其他人没有不舒服，立即让奶奶回想还给乐乐吃了什么东西，奶奶说道："难道是因为昨天晚上吃了前几天剩的牛肉？"

妈妈听后怀疑是细菌性食物中毒。奶奶却说："牛肉他爷爷也吃了的，怎么会有问题？"

妈妈又问道："乐乐他爷爷有没有什么不舒服的症状？"

爷爷说道："说起来我上午拉了两次肚子，没有其他不舒服，我还以是早上喝了冰牛奶的原因呢。"

听爷爷这么一说，妈妈更加肯定自己的猜测，立刻带着乐乐去医院看急诊。问诊完，医生道："不排除是细菌性食物中毒，但确诊还需要进一步的检查。"随即开了大便检查，经过漫长的等待，医生结合检查结果，最后诊断为细菌性食物中毒。

1. 什么是细菌性食物中毒

细菌性食物中毒是一种急性感染中毒性疾病，是由吃进被细菌或细菌毒素污染的食物而引起的。

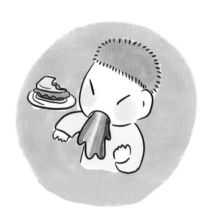

2. 细菌性食物中毒有哪些类型

临床上细菌性食物中毒分为胃肠型食物中毒和神经型食物中毒，它们的表现大有不同。胃肠型食物中毒最多见，顾名思义，以胃肠症状为主：恶心、呕吐、腹痛、腹泻等。神经型食物中毒多以恶心、呕吐及眼肌、咽肌瘫痪等中枢神经系统症状为主，出现视物模糊、眼睑下垂、咽肌瘫痪，从而导致吞咽障碍及呼吸困难。若按发病机制可分为三型：感染型中毒、毒素型中毒、过敏型中毒。

3. 细菌性食物中毒为什么常发生在夏秋季节

细菌性食物中毒在夏秋季节较为多发，主要原因在于夏秋季节气温相对较高，食物容易腐败变质滋生细菌，且细菌能够在短时间内快速繁殖。此外，在夏秋季节，人们喜食凉的东西，食物被污染后未被彻底加热，也是造成细菌性食物中毒的重要原因。食品制作不当、保存不当，都会导致食品滋生细菌，尤其是隔餐食品、隔夜食品。

4. 哪些细菌可以引起细菌性食物中毒

常见的有沙门菌、副溶血性弧菌、变形杆菌、金黄色葡萄球菌等。这些名字听起来很拗口，但这些细菌在我们的生活中无处不见。

（1）沙门菌

沙门菌很"牛"，在水、牛奶、蛋及肉类食品中可以存活数月，对外界抵抗力较强。影响沙门菌繁殖的主要因素是温度和储存时间，沙门菌繁殖的最适宜温度为37℃，但在20℃以上即能大量繁殖，因此为了阻止沙门菌的繁殖，低温冷藏食品的温度应当控制在5℃以下，能够做到避光、隔氧效果更佳。在日常生活中沙门菌常存在于家禽、家畜及鼠类肠道中。我们以鸡蛋为例，如果母鸡肠道内有沙门菌，鸡蛋经过泄殖腔排出体外的时候，蛋壳表面就会被沙门菌污染。一旦沙门菌再通过蛋壳气孔侵入鸡蛋内部，就如同踏入"天堂"，丰富的营养可以让沙门菌肆意壮大家庭成员，迅速繁殖，因此我们不建议吃生鸡蛋和温泉蛋。沙门菌主要污染肉、奶、内脏及蛋类等食物，所以这些食物一定要充分加热才能吃，深部温度须在80℃以上，持续12分钟，禽蛋煮沸8分钟以上等，吃剩的饭菜也一定要密封后低温妥善保存。

（2）副溶血性弧菌

副溶血性弧菌又叫嗜盐菌，顾名思义，它们喜欢盐，在无盐条件下不能生长，典型的无"盐"不欢。常存在于墨鱼、带鱼等海产品及其他含盐量较高的食物如咸菜、腌肉中，在抹布和砧板上能生存 1 个月以上。但是，副溶血性弧菌对高温抵抗力弱，加热 50℃ 20 分钟、65℃ 5 分钟或 80℃ 1 分钟即可被杀死，对常用消毒剂抵抗力也很弱，可被低浓度的酚和煤酚皂溶液杀灭。在一般情况下腊肉只要充分加热再吃是比较安全的，不过对"冷吃""生吃"的咸菜，一定要注意提防副溶血性弧菌。

（3）变形杆菌

变形杆菌在日常生活中广泛存在于水、土壤、腐败的有机物及人、家禽和家畜的肠道中，其中鱼蟹类最常受到污染。中毒原因为被污染食品在食用前未彻底加热。防止污染、控制繁殖和在食用前加热彻底杀灭病原体是预防变形杆菌食物中毒的三个主要环节。

（4）金黄色葡萄球菌

金黄色葡萄球菌广泛存在于外界环境，有"嗜肉菌"的别称，可引起许多严重感染。在生鲜、冷冻食品中容易检出金黄色葡萄球菌，有调查显示生肉馅的金黄色葡萄球菌检出率最高达 83.3%。金黄色葡萄球菌是一种侵袭性细菌，产生的毒素对肠道破坏性大，所以金黄色葡萄球菌肠炎起病急，中毒症状严重，表现为呕吐、发热、腹泻。呕吐一般在发热前出现，发热可高达 40℃。轻症者大便次数稍多，为黄绿色糊状便；重症者大便可达每日数十次，呈暗绿色，外观像海水，所以也叫海水样便，其黏液多，有腥臭味。金黄色葡萄球菌对热和干燥的抵抗力比一般无芽孢细菌更强，加热 80℃ 30 分钟才能被杀死。

5. 细菌性食物中毒有哪些特点

细菌性食物中毒可以是散发，只有个别人或个别家庭中招，也可以暴发和集体发病的形式出现，通常"放倒"整个班级甚至整个学校，或者整个餐馆的人。细菌性食物中毒主要有以下四个特点：

①在幼儿园、单位食堂等集体用餐单位常呈暴发起病，与吃了同一种污染食物有明显关系。

②潜伏期短，突然发病，临床表现以急性胃肠炎为主。

③病程较短，多数在 3 日内自愈。

④有明显的季节性，多发生于夏秋季。

6. 如果发生了细菌性食物中毒该怎么办？

细菌性食物中毒病程短，多在 3 日内恢复，所以不必恐慌。确诊细菌性食物中毒以后强调 3 个重点：

（1）隔离、休息

采取消化道隔离，生活用品单独使用并消毒。呕吐、腹泻严重的患者常常虚弱无力，应卧床休息，病情缓解后可逐渐增加活动量。

（2）饮食

呕吐严重者应暂禁食，呕吐停止后可以进食清淡、易消化的食物，比如粥、牛奶等。鼓励孩子少量多次口服补液盐，以补充因呕吐、腹泻丢失的水分和电解质。观察孩子的精神状态和体温，记录呕吐和腹泻的频率，呕吐物或者粪便的量、性状、气味，观察有无腹痛或者腹痛有无好转。

（3）用药

病情严重者，医生会根据"肇事"细菌的不同而针对用药，严格遵医嘱服药即可，不要私自滥用抗生素。

7. 该如何预防细菌性食物中毒？

细菌性食物中毒没有疫苗可打，也可以反复多次"中招"，病从口入，所以关键在于预防。

①平时一定要注意饮食卫生，不吃病死的禽畜肉类和变质肉类。

② 不吃生鱼、生肉、生蟹。

③切生、熟食的刀板要分开使用。

④生、熟食品分开储存。

⑤妥善保管剩菜剩饭，未吃完的肉类、乳类、剩菜剩饭应注意密封冷藏。

⑥食物应彻底煮熟，初次烹饪及加热的食品需要充分煮熟，冰箱储存的熟食加热后中心部位温度应在80℃以上。

⑦冰箱不是保险箱，冰箱也需要定期清洁、消毒处理，避免冰箱成为细菌、病毒的"谷仓"。

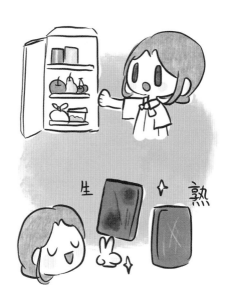

⑧养成良好的饮食卫生习惯，不吃来路不明的食物。

⑨加强体育锻炼，增强机体抵抗力。

六、百日咳：咳百日

"睡吧睡吧，我亲爱的宝贝。"妈妈唱着歌谣，哄着迟迟不愿意睡觉的点点。一个小时过去了，点点终于睡着了，妈妈一个打盹儿，差点从床上掉下来。妈妈站起来轻轻地关上门准备去洗漱，这时奶奶才想起了什么，说道："下午点点有点咳嗽、打喷嚏。"妈妈想着最近降温，可能没有及时增加衣物受了凉，对奶奶说："明天还要降温，再观察一下，给点点加一件厚衣服。"

第二天，点点依然有点咳嗽、打喷嚏，体温 37℃，妈妈给孩子多喝了些热水，加了厚衣服，家里的空气净化器和加湿器也 24 小时打开。

三天过去了，妈妈发现点点虽然不发热也不打喷嚏了，但咳嗽的症状依然没有缓解，到了晚上咳嗽比白天更严重。看着咳得面红耳赤无法入睡的点点，妈妈心疼极了，第二天一早就带着点点来到附近的医院。儿科医生了解情况后开了血常规检查，根据化验结果和点点的症状，医生考虑是病毒性感冒，就给开了抗病毒、止咳、雾化的药物。药揣进兜里，妈妈的心也跟着踏实了一些。

吃药对点点来说真是个大难题，吐着小舌头将药物往外推，总是吃一半吐一半。妈妈想尽了办法哄点点吃药，点点才能勉强吃下去大半。雾化治疗也是个大难题，一听到雾化机的声音点点就拼命挣扎，哭闹不止，更别提戴上雾化面罩了。

又过了三天，点点的咳嗽依然没有好转，出现了咳嗽不止，吸气的时候还会有鸡鸣样吼声。这样的情况妈妈从来没有遇到过，有些惊慌，马上又带点点去了医院。医生拿着听诊器仔细检查，点点突然又是一阵剧烈的咳嗽。医生听了点点咳嗽的声音，又详细地询问了妈妈点点的疫苗接种史，发现点点是早产儿，接种百白破疫苗时间延迟，现在还没有完成全程疫苗接种。医生对点点的病情有了一定了解，又让点点复查了血常规，做了咽拭子检测。

拿到检查结果，医生告知妈妈："点点的白细胞和淋巴细胞计数增高，咽拭子百日咳检测结果呈阳性，点点这是得了百日咳。"

1. 百日咳究竟是什么

　　百日咳是由百日咳鲍特菌引起的一种严重急性呼吸道传染病。病毒通过飞沫传播，婴幼儿最容易被感染，小婴儿（＜ 3 个月）感染后病情较重。百日咳已经被纳入中国乙类传染病。被感染的儿童主要表现为痉挛性咳嗽或鸡鸣样咳嗽，时间长，可为 2 个月，因此被称为"百日咳"。

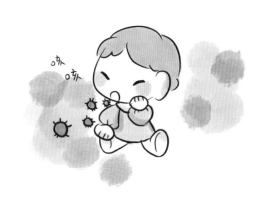

2. 百日咳引起的咳嗽，与普通感冒如何区别

　　咳嗽是孩子成长过程中的常见症状，特别是冬春季节。当孩子咳嗽时，爸爸妈妈需仔细观察咳嗽的特点，包括咳嗽的声音、持续时间以及咳嗽是否剧烈等。

　　百日咳有一个特有的症状："鸡鸣样"咳嗽。这种咳嗽呈阵发性、痉挛性,发作的时候会有连续十余声甚至更多短促的咳嗽,咳嗽后会有一次又深又长的吸气,这个吸气有鸡鸣一样的声音。如果出现这种典型的咳嗽,一定要引起足够的重视。

但是,并不是所有孩子的症状都是典型的,医生需结合外周血白细胞及分类淋巴细胞计数明显增高,结合鼻咽部拭子细菌检查或免疫学检查结果才能做出诊断。

3. 点点是怎么染上百日咳的呢?

百日咳鲍特菌生活在我们的口腔、鼻子和喉咙里,它会趁着我们咳嗽或打喷嚏时,将飞沫当作飞行工具,坐着"飞机"周游世界。如果我们有一台超级显微镜,或许能看见感染百日咳的小朋友打喷嚏或者咳嗽后,他周围的空气中会弥漫着载满病毒的飞沫。这些飞沫会在空中飘浮很长一段时间,如果被其他小朋友吸入身体,病毒也就找到了新的家,完成了传播的过程。

据妈妈回忆,前段时间她经常带着点点去小区楼下的小公园玩。点点长得胖胖乎乎的,特别招人喜欢,旁边的阿姨们和奶奶们都忍不住跑来逗她，还有比较熟悉的阿姨也抱着她不愿撒手，隐约记得有一个小朋友咳嗽得特别厉害。

点点是早产儿，身体本就比别的孩子虚弱些，再加上她还没有完成全程疫苗接种，那位咳嗽、打喷嚏的小朋友，也或许那些对着点点捏捏抱抱的阿姨们、奶奶们是携带者，都有可能把病毒传给点点。

4. 得了百日咳该怎么办

孩子若不幸感染百日咳，莫慌张，坚持做好以下措施：

（1）保障安全

对于半岁以下的婴幼儿，咳嗽时易发生呕吐，造成误吸，家长需要时刻守在身边，保障孩子安全。

（2）补充水分

剧烈的咳嗽很容易造成呕吐，所以进食要少量多次，同时注意多补充水分。

（3）环境舒适

保持适宜的环境，室温维持在 20 ～ 25℃，使用加湿器和热毛巾增加空气湿度，防止空气干燥诱发咳嗽；洗澡要利用白天咳嗽较少的时间进行。

（4）合理用药

医生根据情况开抗生素，听医生的话按时足量地吃，不能自作主张随意加减停药或者更换药物。

5. 得了百日咳的孩子会咳出肺炎吗，肺炎是咳出来的吗？

当然不会咳出肺炎啦！咳嗽本身不是一种疾病，它是一种症状，很多疾病都会有咳嗽的症状。肺炎早期通常会出现咳嗽，所以很多人误以为肺炎是咳出来的，其实是本末倒置了，真相是：因为得了肺炎才咳嗽的，不是因为咳嗽导致了肺炎。

6. 一旦咳嗽就需要立马吃镇咳药物吗？

咳嗽时不能盲目吃镇咳药物。使用镇咳药物可能很快止咳，但可能会掩盖病情引起更严重的后果，且过早使用镇咳药物不利于痰液排出。

痰液内含有大量的细菌、病毒，是我们肺内产生的"垃圾"。这些"垃圾"如果持续停留在呼吸道内，会使我们呼吸不畅，并且加重细菌、病毒对肺的伤害，只有及时将它排出体外，才能保持肺部清洁健康，而排出痰液最有效的方法就是咳嗽，咳嗽可以避免痰液淤积在体内。

7. 得了百日咳的孩子还能出去玩吗？

百日咳具有较强的传染性，隔离、防护最重要。对于使用有效抗菌药物治疗的百日咳患儿，自我隔离期限为临床诊断后至有效抗菌药物治疗 5 天；对于未及时进行有效抗菌药物治疗的，自我隔离期限为发病后 21 天。人是百日咳鲍特菌的唯一天然宿主，传染是通过百口咳患者的飞沫和接触传播，在敏感的家庭中，接触者感染率可达 100%，因此在居家隔离期间，家里如果有年纪大、身体差的老人，或者两个及以上小孩儿，必要时佩戴口罩或予以隔离观察，避免被传染。

8. 有预防百日咳的疫苗吗？

肯定是有的！预防百日咳的疫苗叫"百白破疫苗"，它是由百日咳菌苗、白喉类毒素、破伤风类毒素按适当比例配置成的联合疫苗，不仅能预防百日咳，还能同时预防白喉和破伤风。百白破疫苗是我国目前接种次数较多、较广泛的一类疫苗，该疫苗目前临床应用效果良好。按我国预防接种程序，儿童出生后 3 月龄开始接种第一针，全程 3 针需连续接种，每针之间间隔至少 28 天，加强免疫通常在基础免疫后于 18 ～ 24 月龄进行，注射剂量为 0.5 ml。但要注意的是，有癫痫及其他未控制的神经系统疾病、发热、过敏史等的人禁用。

g. 接种百白破疫苗有哪些不良反应

百白破疫苗接种后不良反应多发于接种后当日，且随接种剂次的增加，不良反应发生率升高。百白破疫苗中含有吸附剂氢氧化铝，而身体组织对吸附剂的吸收速度相对较慢，所以接种疫苗后容易出现局部红肿、胀痛等不良反应，容易对结缔组织产生刺激，进而形成硬结，甚至化脓。严重者甚至会出现高热、烦躁、寒战等全身症状，恶心、呕吐、腹泻等消化系统症状及胸闷、心悸等循环系统症状。因此家长在儿童注射疫苗时一定要去专业机构注射，在注射前要实事求是地告诉医生孩子的情况，坚决杜绝有禁忌证小儿接种疫苗。注射疫苗后应在注射机构观察 30 分钟后方可离开，回家后也需继续观察，出现症状及时就医。

10. 接种百白破疫苗后就不会再得百日咳了吗?

儿童注射完全程百白破疫苗后，保护率可达 90%，可维持免疫力 5 ～ 10 年，降低患百日咳的风险，但孩子仍然有得百日咳的可能。在接种疫苗后即使得了百日咳，症状会比没有接种时减轻许多，病程也会明显缩短。

11. 忘记打百白破疫苗怎么办

故事中点点因为早产耽搁了接种，应该在情况允许的情况下，听医生的建议在 12 月龄前尽早补打。由于大龄儿童或成人对百日咳菌苗的不良反应较大，故 6 岁起加强用疫苗不再含有百日咳鲍特菌成分，而改用精制白喉疫苗或者精制白破二联疫苗。

七、狂犬病：病死率100%

　　油菜花开十里黄，蜂飞蝶舞风光好！豆豆趴在窗边听着楼下的欢闹声喊道："奶奶，我们去楼下玩滑滑梯！"

　　奶奶的声音从厨房里传来："那你等会儿，奶奶把垃圾带上！"豆豆飞快蹿出门去按了电梯，拿了玩具边在楼道上蹦蹦跳跳玩耍着边等奶奶。

　　电梯门开了，豆豆尖叫着喊奶奶快点儿，奶奶小跑着进了电梯。里面有一只小狗躲在电梯角落，小狗的主人专心地玩着手机。可能是被豆豆的声音吓着，小狗后退了一下瞪大眼睛死死盯着豆豆……眼神相对，豆豆走上前，好奇心驱使他想摸摸小狗，手伸出去一半悬在小狗头顶还没摸着，小狗就突然蹿一下跳起来，咬了豆豆的小手一下，豆豆"哇"地一声哭了出来。奶奶丢下垃圾马上护住豆豆，小狗的主人也反应过来迅速拉回小狗。

103

奶奶拉着小狗的主人一起下了电梯，立刻给豆豆妈妈打了电话，妈妈在电话里和小狗的主人确认了小狗是打了疫苗的，豆豆被咬伤得也不算特别厉害，小手破了点皮，有一点点渗血。妈妈让奶奶马上打车带豆豆去就近的社区医院，奶奶却不以为意，觉得也没有出多少血，不算严重，回家抹点儿牙膏就好了。

  妈妈有点生气，批评了奶奶，让奶奶不要胡乱处理，马上带豆豆去医院，听医生的建议来处理。

  奶奶带着豆豆来到医院，因为没有文化不识字，转悠着问了半天才找到急诊科，诊室前边有两个孩子在处理外伤伤口，好一会儿才轮着豆豆。医生询问了情况，看了豆豆的伤口后说："这属于Ⅱ级暴露了，需要打狂犬病疫苗，在家处理过吗？"

  奶奶忙说："我本来说给抹牙膏处理一下，他妈还怪我，不让抹。"

  医生听了直摇头："我说的是有没有用肥皂水和流动水冲洗？"

  奶奶忙说："没有，他妈让马上来医院呢。"这时妈妈也赶到了医院。

医生带着豆豆在水龙头下用肥皂和流动水清洗伤口，豆豆踮着脚，奶奶见状说道："这样子洗孩子都够不着，待会儿别把袖子打湿了，拿个盆接水洗不行吗！"医生耐心地解释道："伤口不能用盆装水洗，这样子会污染伤口，得用流动水冲洗，也不能抹牙膏，抹牙膏不但毫无用处，还容易造成伤口感染以及掩盖伤口的真实情况。"

医生提醒豆豆妈妈，狂犬病疫苗并不是只打一针，而是需要打多针，一个月左右才能完成免疫程序，一定要严格按照时间规律接种，不可中断！目前有"5针法"和"4针法"两种接种方法："5针法"，即在暴露当天、暴露后第3、7、14和28天各接种1剂，共接种5剂；"4针法"即"2-1-1"程序，在暴露当天接种2剂（左右上臂三角肌各接种1剂），暴露后第7天和第21天各接种1剂，共接种4剂。妈妈选择了"4针法"，豆豆在当天完成了两剂疫苗的注射，医生交代了相关注意事项，并嘱咐豆豆妈妈在孩子注射后要静坐观察半小时，没有不良反应再回家。

1. 什么是狂犬病

　　狂犬病是由狂犬病病毒引起的一类人和动物都可能被感染的疾病。目前狂犬病没有有效的治疗手段，病死率达到恐怖的 100%。狂犬病病毒有非常强的嗜神经性，进入身体以后，会顺着神经蔓延，直达大脑，全世界每年有 6 万多人因狂犬病失去生命，但如果我们在病毒到达大脑以前，及时接种疫苗，身体产生的抗体就能迅速消灭病毒，避免身体发病。正因为做好预防几乎可以做到 100% 防止发病，所以狂犬病的预防至关重要，及时接种狂犬病疫苗是我们目前应对狂犬病病毒的唯一手段。

2. 接触哪些动物会得狂犬病

　　虽然名叫狂犬病，但其实狂犬并不是传播狂犬病的最高风险动物，在我国蝙蝠才是传播狂犬病的最高风险动物，直接接触蝙蝠是高风险暴露，需要注射狂犬病疫苗，并注射狂犬病被动免疫制剂，但是普通人很少接触蝙蝠，在普通人经常接触的动物里面，狗是狂犬病的主要传染源，95% 的狂犬病是狗造成的，其次是猫。

野生或流浪的食肉哺乳动物如狐狸、鼬、獾、貉、狼等，也是我国重要的野生动物传染源，具有较高传播风险，而牛、马、羊等家畜以及老鼠、兔子等啮齿动物传播风险较低。

现在，很多家庭也会饲养蜥蜴、蛇等作为宠物，我们可以放心的是：禽类、鱼类、昆虫、蜥蜴、龟、蛇等不会感染狂犬病，也不会传播狂犬病病毒，所以被它们咬了不需要打狂犬病疫苗，也不会得狂犬病。

3. 狂犬病是怎么传染的

狂犬病病毒可通过破损的皮肤，或者直接接触黏膜导致感染，咬伤、抓伤是最常见的途径。

同时要注意，发病的动物舔舐口腔、会阴、肛门等部位的黏膜，或者尚未愈合的伤口，也可以传播病毒。对患狂犬病的动物宰杀、剥皮，偶尔也会造成感染。

移植狂犬病死亡患者的器官，也可以传播狂犬病（但是罕见）。

4. 狂犬病患者发病时会咬人吗？

不会。

狂犬病潜伏期一般没有任何症状。发病后，在前驱期，大多数患者有低热、头痛、疲倦、食欲减退等酷似"感冒"的症状。具有诊断意义的早期症状是伤口及其附近感觉异常，有麻、痒、痛及蚁走感等。前驱期持续2～4日。

随着病毒在中枢神经系统的扩散，患者进入兴奋期，该时期持续1～3日。突出表现为极度恐惧、恐水、怕风、呼吸困难、排尿排便困难及多汗流涎等。而"恐水"是狂犬病的特殊症状，典型者看见水、喝水、听流水声甚至提及饮水时，便可出现严重的咽喉肌痉挛。畏光，怕风、声响也是常见症状之一，强光、微风、声音刺激等，都可能引起咽喉肌痉挛，严重时会引起全身疼痛性抽搐。

再往后发展进入麻痹期，持续6～18小时。全身各肌肉群停止痉挛，逐渐麻痹，随后会出现迟缓性瘫痪，多数呈现为肢体软瘫，眼肌、颜面肌肉及咀嚼肌也可能受累。狂犬病患者最终因延髓性麻痹与呼吸肌麻痹而死亡，整个病程一般不超过 6 日，偶见超过 10 日者。

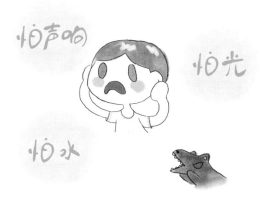

5.在什么情况下需要打狂犬病疫苗

　　如果出现以下情况，需要立即进行狂犬病疫苗的接种：被狂犬、疑似狂犬或者不能确定是否患有狂犬病的动物抓伤、咬伤、舔舐黏膜或者造成皮肤破损，以及开放性伤口、黏膜直接接触受感染动物的唾液或者组织。必要时还需要遵医嘱注射狂犬病被动免疫制剂即狂犬病免疫球蛋白。

狂犬病高暴露风险者应进行暴露前免疫，比如兽医、从事狂犬病研究的实验室工作人员、接触狂犬病患者的工作人员、动物收容机构工作人员、接触野生动物的研究人员、猎人等。计划前往狂犬病流行高风险地区的人员也可进行暴露前免疫。

直接接触蝙蝠是高风险暴露，需要注射狂犬病疫苗及狂犬病被动免疫制剂。

有人问，被按时接种了狂犬病疫苗的家养宠物咬伤、抓伤，需要打狂犬病疫苗吗？答案是需要打的。因为家养宠物也会出门玩耍等，也很有可能会接触到携带狂犬病病毒的流浪狗、流浪猫，一旦发生暴露，千万不要怀着侥幸的心理不打狂犬病疫苗。

6. 被猫狗抓咬后，我们应该怎么做

被猫狗抓咬后，在不导致生命危险的情况下，建议第一

时间处理伤口。

第一步，冲洗伤口。使用肥皂水和流动水清洗伤口至少15分钟。冲洗的时候以最大水流冲洗，水流和伤口创面呈一定的角度，可以提高冲洗的效果，有条件的最好再用生理盐水清洗，用无菌脱脂纱布擦干水。

第二步，消毒。用碘伏或其他有病毒灭活效果的皮肤黏膜消毒剂涂擦消毒。如果有较多的碎烂组织，在用纱布包扎后立即前往医院处理（小伤口不包扎）。

第三步，前往专业的医疗机构注射狂犬病疫苗。伤口一般不缝合、不包扎、不上药物。如果伤口较大伤及血管需要缝合，必须先完成充分的冲洗、消毒再用狂犬病被动免疫制剂在伤口周围注射，注射2小时后再进行松散缝合包扎，因为狂犬病病毒是厌氧的，在缺乏氧的情况下，狂犬病病毒会大量生长。

7. 被狗咬伤后要去大医院打疫苗吗？

去犬伤门诊打疫苗，你以为的"大医院""好医院"不一定有足够的狂犬病疫苗哦！

最好是去就近的卫生服务中心、传染病医院、社区医院和疾病预防控制中心，这些地方都可以处理犬伤并按需提供疫苗接种服务。但并不是所有犬伤门诊都提供 24 小时应诊，所以前往之前可以通过电话咨询，或者查询当地疾病预防控制中心发布的信息，避免浪费时间。

8. 伤口没有出血，就不用担心会得狂犬病吗？

NO，NO，NO！切不可大意，中国疾病预防控制中心对感染狂犬病病毒的暴露风险分为三个等级。

Ⅰ级暴露：我们正常接触和喂养动物，或者完好的皮肤被舔。没有感染风险，不需要注射狂犬病疫苗。

Ⅱ级暴露：裸露的皮肤被轻咬或无出血的轻微抓伤、擦伤。皮肤破损即使没有出血，也需要立即注射狂犬病疫苗。如果我们不确定有没有皮肤破损，可以用酒精擦拭被抓咬的地方，能感觉到疼痛，就说明皮肤已经破损。

Ⅲ级暴露：①皮肤被抓咬，有明显的伤口。②被咬伤，破损的皮肤被动物舔舐。不仅仅是伤口，青春痘、皲裂处被舔，也属于Ⅲ级暴露。③黏膜被动物唾液污染。狂犬病病毒会通过口腔等黏膜直接感染，并且创口离大脑越近，潜伏期就越短。④暴露于蝙蝠。

Ⅲ级暴露除了需要注射狂犬病疫苗，还需要注射狂犬病被动免疫制剂，双管齐下，以达到更好的预防目的。

9. 十年前被流浪狗咬伤，现在补打狂犬病疫苗还来得及吗？

中国《狂犬病预防控制技术指南（2016 版）》指出，狂犬病的潜伏期通常在 2 ～ 3 个月，极少超过一年。如果此前有被猫狗抓咬但时间超过一年，又一直没有发病的迹象，就大可不必自己吓唬自己，也没有必要补打狂犬病疫苗。

10. 接种狂犬病疫苗后一个月又被狗咬，还要再打狂犬病疫苗吗？

接种过狂犬病疫苗后，一般来说，产生的抵抗力维持时间比较长。再次被狗咬，是否需要再打疫苗具体情况具体分析。

①在任何一次暴露后均应首先、及时、彻底地进行伤口处置。

②若再次暴露发生在免疫接种过程中，继续按照原有免疫程序完成剩余剂次的接种即可。

③若再次暴露发生在全程接种后 3 个月内，一般不需要加强接种。

④若在全程接种后 3 个月及以上再次暴露，应于暴露当天和暴露后第 3 天各加强接种 1 剂次狂犬病疫苗。

⑤关于被动免疫制剂。在暴露前或者暴露后须全程接种狂犬病疫苗者，除严重免疫功能低下者外，在初次暴露或者再次暴露后无须使用被动免疫制剂。

11. 被猫狗抓咬后必须在 24 小时内打狂犬病疫苗吗？

准确说来，只要在潜伏期内打疫苗，就有效，不强调一定要在 24 小时内打疫苗，但确实是越早越好。疫苗可以刺激人体产生足够的免疫抗体，只要在发病之前，身体能拥有足够量的抗体就可以，疫苗就发挥效用了。越早注射，成功率越高，越晚打，成功率越低。

小建议

◎ 如果家里有养小动物，一定要记得按照我国动物防疫法规给小动物接种疫苗。

◎ 一旦发生动物抓咬伤，一定要前往正规医疗机构，由医生评估是否需要接种狂犬病疫苗。

◎ 在日常与小动物接触中，不能过分地近距离接触，比如亲吻小动物，亲吻带来的风险可能比抓伤更严重。

◎ 不要激惹动物，和动物和谐相处，避免因激惹动物造成抓咬。

◎ 在通常情况下，疾病预防控制中心、各乡镇社区卫生服务中心、卫生所都会设有狂犬病疫苗注射区，某些医院急诊科也可以接种狂犬病疫苗，但并不是所有医疗机构都可以接种，可以在各地卫生健康委员会官方渠道查询，部分地区接种狂犬病疫苗的门诊称为狂犬病疫苗接种门诊、犬伤处置门诊或者动物咬伤处置门诊，具体地址和可接种时间都能查询到。也可以电话咨询就近医院是否可以接种狂犬病疫苗。

八、流行性脑脊髓膜炎：攻击大脑

　　某日，幸福小区里有个小朋友在连续发热三天送医后，被医生确诊为流感。一时间，小区有小孩的住户都倍感紧张，生怕自己的小孩也得了流感，纷纷紧闭家门，不让自己的小孩出去玩。

　　恰逢住在 2 栋 401 的刘奶奶家小孙子小智也开始出现不舒服。小智父母工作较忙，常年在外，他从小是由爷爷奶奶带大的。这孩子平日里活泼爱动，喜欢在小区楼下到处玩耍，但这几天却不出门了。

　　小智一开始有点发热，但是精神状况还好。爷爷奶奶认为小孩发热很常见，心想是感冒了，也没太在意。第二天上午，小智突然出现寒战、高热，精神也很差，听说小区里得了流感的孩子症状都差不多，奶奶怀疑小孙子得了流感，于是就和老伴将孩子带去了平常去的私人诊所。

诊所的大夫认为小智就是普通感冒，给开了点感冒药就让带回家了。

但是到了下午，小智开始频繁呕吐，吃过诊所开的感冒药之后，症状并没有缓解。爷爷奶奶又将他带去了诊所，但诊所大夫仍然觉得孩子就是感冒加肠胃炎，又加开了一些治疗肠胃炎的药。

到了晚上，小智的病情没见好转，爷爷奶奶十分担忧，给小智在外地的父母打了电话，说明了情况。

小智的父母匆匆从外地赶回来，把小智带去了当地卫生院，医生诊断为胃肠炎，让小智住院。在进行一些治疗后，小智的情况越来越糟糕，身上出现了淤点、淤斑，变得烦躁不安，拒食、呕吐，甚至出现神志不清的情况。

这个时候，卫生院有经验的大夫开始觉得不对劲，怀疑这可能不是普通的感冒或肠胃炎，但他们也没见过这种案例，一时间也不知道小智究竟是什么情况。卫生院不敢耽误病情，立马准备救护车，带着小智转往上级医院。

在转院途中，小智的情况急剧变差，持续高热，出现喷射性的呕吐，大小便失禁，陷入了昏迷。到了某市人民医院后，小智立马被送进了抢救室。

小智的父母已经被吓得慌了神，妈妈瘫坐在抢救室外。没想到看似感冒、肠胃炎的疾病竟让孩子到了要抢救的地步！

时间一分一秒地过去，中途有护士出来让小智父母签署病危通知书，之后就再无其他了，小智仍然在抢救中。

好不容易熬到了抢救结束，医生走了出来，告诉小智父母："小智得的是流脑，是一种传染病，幸好你们送得还算及时，不然孩子可能就没了。孩子目前的情况已经稳定了，暂时没有生命危险了，但仍需要加强观察。"

听到医生的话，小智父母提着的心总算是放了下来。但他们十分懊悔，因为自己常年不在家，没有关注到孩子的情况，才让孩子受了这么大的罪。同时，小智的父母也十分不解，流脑究竟是什么疾病，为什么这么严重？

1. 流脑是什么病，有什么症状

流脑是一种急性呼吸道传染病，是由脑膜炎奈瑟菌引起的化脓性脑膜炎。致病菌由鼻部侵入血液循环，形成败血症，最后局限于脑膜和脊髓膜，形成化脓性脑脊髓膜病变。

发病潜伏期为 2～10 天，平均 4 天。临床表现主要有急性发热、剧烈头痛、恶心、呕吐、颈强直、畏光、皮肤淤斑等。本病病死率较高，过去在 50% 以上，目前由于抗生素的应用、医疗救治水平的提高，病死率已大幅度下降，但仍维持在 8%～15% 的较高水平。另外 10%～20% 的存活者将长期留有后遗症，如智力障碍、听力损伤等。

2. 流脑发病有什么特点

我国流脑高发季节在冬春季，发病初期症状不明显，但发病急、容易被误诊、死亡率高。婴幼儿发病率最高，其次为学龄儿童及青少年。

3. 流脑发病率低，不需要担心患病吧？

自我国 1982 年制定并实施以普遍接种 A 群流脑疫苗为主的综合防治措施以来，随着人们居住条件和卫生状况的不断改善，我国流脑发病率逐年下降，至 2000 年以后，发病率下降到 0.2/10 万左右。虽然流脑发病率已经降至低水平，但作为全球流行性疾病，仍具有传染性强、隐性感染携带率高和病死率高等特点。即使治愈，也会有 10% ~ 20% 的治愈患儿可能留下脑部损伤、失聪等后遗症，严重影响儿童健康。

在"流行性脑脊髓膜炎监测与免疫预防专家研讨会"上，中国疾病预防控制中心的专家指出：在四个省、市开展的急性脑炎脑膜炎监测表明，流脑疾病负担被严重低估！流脑病例报告敏感性低！各省实验室检测水平普遍偏弱。流脑漏诊率高达 89.53%，因此更应该重视流脑的甄别。

简言之，虽然流脑发病率不高，但是漏诊率高、预后差，未雨绸缪很重要，不得掉以轻心！

4. 流脑是怎么传染的

流脑主要的传染源是带菌者和患者；主要传播途径是人与人之间飞沫或呼吸道分泌物传播；易感人群是 5 岁以下儿童，6 月龄至 2 岁的婴幼儿感染率最高。

5. 流脑疫苗怎么打

接种疫苗是预防流脑最有效的措施！目前世界上绝大多数国家都把流脑疫苗纳入儿童疫苗接种计划，可以免费接种。

按照中国的免疫程序：儿童在 6 月龄、9 月龄接种 A 群流脑多糖疫苗 2 剂。该疫苗可预防 A 群脑膜炎奈瑟菌引起的流脑；在 3 岁、6 岁分别接种 A 群 C 群流脑多糖疫苗 1 剂，该疫苗可预防 A 群、C 群脑膜炎奈瑟菌引起的流脑。

6. 疫苗能绝对预防流脑吗?

引起流脑的脑膜炎奈瑟菌可分为 12 个血清群，不同地理区域的流脑菌株血清群分布存在明显差异，目前，导致人类流脑的主要是 6 个群：A 群、B 群、C 群、X 群、Y 群和W 群。我国已有的流脑疫苗可预防的群为 A 群、C 群、Y 群和 W 群。也就是说，如果感染的流脑是 B 群、X 群或者其他罕见菌株引起的话，疫苗难以达到预期保护效果。

7. 怎么预防流脑

①养成良好的个人卫生习惯，如勤洗手，打喷嚏、咳嗽时使用手帕，不直接面对他人等，可以减少传播、感染的机会。

②改善居住、工作环境的拥挤状况，并经常通风换气，特别是幼儿园、学校、工地等人群聚居地区。

③接种流脑疫苗。

④早期发现、早期治疗。出现临床表现后，立即去医院就诊。早期发现、早期治疗可以减轻症状、防止死亡。

⑤保护接触者。出现病例后，对家庭成员、医护人员及其他密切接触者密切观察，一旦出现发病迹象（如发热），即应进行治疗，以免延误。密切接触者要在医生指导下预防

性服药。幼儿园、学校出现病例后，即使不是密切接触者，最好也要在医生指导下服药预防。服药不仅可防止发病，也可消除带菌状态，阻断传播。密切接触者主要包括同吃、同住人员。

小建议

◎ 流脑发病初期与感冒的症状极其相似，都是发热、流涕、咳嗽、头疼，极易误诊，但是，如不及时抢救，流脑患者在24小时内就可能死亡。所以，一定要仔细观察、甄别。

◎ 流脑的发病过程迅猛、危害很大，及时确诊难度较大，接种疫苗是人们应对其威胁的最好办法。

◎ 儿童表现类似感冒，但身上出现的淤点、淤斑，是流脑区别于感冒的非常重要的线索。

九、猩红热：和猩猩有什么渊源吗？

三月，春天到来，万物苏醒，百花盛开，这是孩子们喜欢的季节，却也是传染病高发的季节。前两周，浩浩所在的幼儿园疱疹性咽峡炎暴发，小班中很多个班因出现病例已经进行了班级隔离，他所在的中班，暂时还没发现病例，故未进行班级隔离。

周六上午，浩浩妈妈带他去游乐园玩了半天，下午浩浩想去图书馆看书，于是妈妈带他来到了图书馆。浩浩选了个靠窗的位置，认真地看了起来。看了一会儿浩浩小声跟妈妈说有点冷，妈妈以为是因为窗户边风大，看看时间也不早了，就带着浩浩回家了。

睡前，浩浩洗完澡出来，一个劲儿地喊着冷，妈妈警惕起来，马上给浩浩测体温，37.8℃，有点低热。按照以往的经验，妈妈让浩浩喝了一包小柴胡颗粒，浩浩便沉沉睡去。

半夜妈妈迷迷糊糊摸了一把，发现浩浩身体滚烫，立马给重新测了体温，居然已经39.1℃了！妈妈马上叫醒了爸爸，两人不忍心叫醒熟睡的孩子，轻手轻脚地用温毛巾擦拭，待孩子的体温降到37.6℃，两人才睡去。

第二天早饭期间，浩浩边吃边说喉咙有点疼，妈妈担心浩浩被传染疱疹性咽峡炎，按照网上查到的方法，用手电筒给他检查了喉咙，有点红红的，但没有发现疱疹。

下午，浩浩一直喊着喉咙痛，也不愿意喝水，体温又达到了39.1℃。妈妈立马给他吃了布洛芬混悬液，还用温水擦拭降温。在擦拭的过程中，妈妈发现浩浩颈部和后背一片通红，想着感冒和疱疹性咽峡炎都没有这个症状啊，立即带着浩浩去了医院。

到医院后，医生检查了浩浩的喉咙，发现喉咙红肿，颜色像草莓一样，但是没有疱疹。妈妈带浩浩遵医嘱完成了血液采集，结果提示白细胞值非常高。医生说："根据检验结果和浩浩的症状，浩浩应该是得了猩红热，这是一种具有传染性的呼吸道疾病。"

妈妈听了医生的话后有了许多的疑问，询问医生什么是"猩红热"，浩浩怎么会得这个传染病的呢？

1. 猩红热究竟是什么

猩红热是儿童常见的急性呼吸道传染病,由 A 组 β 型溶血性链球菌(也称化脓性链球菌)感染引起。主要症状有发热、咽峡炎、全身弥漫性鲜红色皮疹和疹退后明显脱屑等,弥漫性皮疹和草莓舌是猩红热特有的症状。以 4～8 岁儿童多见,6 月龄以内的婴儿因为从母体身上获得被动免疫力,所以很少发病。猩红热每年有两个发病高峰,分别为春季的 4～6 月及冬季的 11 月到次年 1 月。

猩红热被我国列入乙类传染病加以管理,但它的传播并不广泛,较少引起大规模流行。

2. 猩红热和猩猩有关系吗

听着"猩红热"这个名字挺吓人的,很多人听见这个名字会想,它是不是和猩猩有什么密切的关系呢?这个疾病和猩猩还真没关系。猩红热的英文是 scarlet fever,这里 scarlet 意思是猩红色,fever 是发热,翻译过来就叫猩红热。所以说，猩红热和猩猩没有任何关系哟。顾名思义，猩红热有猩红色的疹子、发热这两个特征性表现。

其实呢，猩红热没有那么可怕。它和大多数急性化脓性扁桃体炎一样由 A 组溶血性链球菌感染引起。猩红热和急性化脓性扁桃体炎是同源性疾病，他们的病毒是一个"祖宗"，只是亚群不同，所以呈现的症状不同。人普遍容易感染，感染后人体可以产生抗菌免疫和抗病毒免疫，因此大多数患儿预后良好，极少数引起死亡，但如果治疗不及时或不彻底也可能导致出现严重的并发症。

3. 猩红热有什么症状，为什么又叫草莓舌

猩红热的病情轻重可能因为机体反应性的差异而有所不同，但大部分患儿表现为轻症，典型患儿根据临床症状可以分为以下四期：潜伏期、前驱期、皮疹期、恢复期。

潜伏期：潜伏期最短 1 天，最长 12 天，一般为 2～5 天，这个阶段主要是细菌在鼻咽部繁殖，没有明显的症状，少数感染的儿童会出现喉咙干涩的症状。

前驱期：进入前驱期，患儿会出现一些典型的症状如突

然畏寒，发热到 38～40℃，头痛，恶心、呕吐，咽痛，扁桃体红肿，颈部淋巴结肿大伴压痛。

皮疹期：大多数患儿会在发病 12～36 小时出现皮疹，所以这个阶段也称为皮疹期。医生检查时可发现患儿全身皮肤潮红，手指压迫时红色消退，压力去除后复现。皮疹从耳后、颈部开始出现，一天内迅速蔓延至胸、背、上肢，最后是下肢。猩红热皮疹表现比较特殊，呈"醉酒样"，也就是说孩子全身皮肤潮红如同喝过酒一样，全身皮肤在充血、发红的基础上，散布着点状充血性红疹。正是因为这种特殊性，这种皮疹容易被家长误以为是擦拭降温时用力过大造成的，未引起重视。在腋窝、肘窝、腹股沟这些褶皱的地方，皮疹会更密集，并且伴有出血点，称为帕氏线。皮疹一般在 48 小时达到峰值。

恢复期：皮疹峰值出现后 2～4 天，开始出现皮肤脱屑（90% 患儿有脱屑），也是猩红热特征性症状之一。脱屑的顺序和发疹顺序一致。出疹较多时，面颈脱下的多为细屑，躯干四肢为小鳞片状屑，手掌、足掌为大片状皮屑，可能呈"手套、袜套"状。皮屑经过 2～4 周脱落完毕，不会留有色素沉着。如果患儿在患病早期接受正确治疗，出疹轻，可无明显脱屑。

再来说一说草莓舌。猩红热在早期，舌面上会出现白苔，在恢复期舌苔脱落，舌面光滑鲜红，舌乳头红肿突起，舌头看起来像草莓一样，所以称为"草莓舌"，也叫"杨梅舌"。除此之外，口唇周围可能出现苍白的"环口苍白圈"等情况。

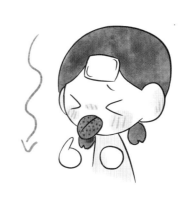

4. 得了猩红热怎么办

猩红热目前尚无疫苗可预防，强调早期彻底治疗，防止并发症。

孩子若得了猩红热最好的办法就是尽早去医院接受正规治疗。猩红热虽来势汹汹，但临床治疗效果好。特异性治疗首选青霉素，治疗必须足疗程足量。患儿用药后平均24小时细菌培养转为阴性，不再具有传染性，可以视情况解除隔离。90% 患儿 2 ～ 3 天可明显退热，皮疹也很快消失，病情控制后可改口服用药。为彻底消除病原体、减少并发症，要遵医嘱继续服用 7 ～ 10 天的抗生素。对青霉素过敏者，可以选用红霉素、氯霉素、林可霉素等。

同时患儿应与健康儿童隔离，给患儿提供充足的水分及营养，注意皮肤及口腔卫生。

5. 猩红热怎么预防

近年来世界多地都有猩红热发病，虽然未造成大规模传播，但是我们仍需提高警惕，加强预防。

（1）及时就医

在流行病高发季节，少到拥挤的场所，保持社交距离，外出时佩戴口罩。尤其是当生活地区已经出现猩红热患儿时，家长要密切关注儿童的身体状况，一旦发现儿童出现发热或皮疹，应及时送往医院进行诊断和治疗。

（2）关注孩子健康

关注天气变化，适时增减衣服，合理膳食，从小培养孩子良好的生活习惯，加强身体锻炼，提升孩子免疫力。

（3）加强学校卫生

猩红热主要发病人群为 4～8 岁的幼托机构儿童和小学生，这个年龄段的儿童免疫系统尚未发育成熟，部分儿童没有良好的卫生习惯；学校和托幼机构人员集中，活动空间相对密闭，接触密切，开窗通风较少，增加了交叉感染的机会。因此勤洗手、勤漱口、戴口罩非常必要。

（4）通风和消毒

患儿居室要经常开窗通风换气，每天不少于 3 次，每次15 分钟。患儿使用的食具应煮沸消毒；用过的手绢等要用开水煮烫。患儿痊愈后，要进行一次彻底消毒，玩具、家具要用肥皂水或来苏水擦洗一遍，不能擦洗的，可在户外暴晒1～2 小时。

（5）隔离传染源

患儿应卧床休息，住院治疗或居家隔离，抗生素治疗必须足疗程、足量。在足量抗生素治疗 24 小时后，一般不再具有传染性，可视情况解除隔离。

十、麻疹：如何解"阎王扣"

周日一早，萌萌早早地起了床，在镜子面前穿上自己的新裙子，嘴里唱着"小燕子，穿花衣，年年春天来这里"，转来转去乐开了花。

原来，萌萌一家今天要去东安湖公园野餐，爸爸妈妈在准备野餐垫、帐篷、餐桌、餐椅等物品，奶奶在打包各种清洗干净的水果：香蕉、芒果、火龙果、葡萄。萌萌在旁边说道，"我还想吃薯片、饼干、花生酥……"爷爷一脸宠溺地望着孙女，不一会儿就把零食包塞得鼓鼓囊囊的。一切准备就绪，一家人欢欢喜喜地出了门。

这天天气格外晴朗，萌萌和公园里其他小朋友玩得不亦乐乎，直到天色暗下来，大家准备收拾东西回家，萌萌和小伙伴儿们都舍不得走，最后家长们哄了半天，说下周末大家再约着一起玩，小朋友们这才作罢，恋恋不舍地回家。

萌萌一上车就昏昏欲睡，一副"电量不足"（指精神不佳）的样子。回到家，萌萌开始有点流鼻涕。奶奶说哎呀："是不是白天玩得热了，衣服汗湿我没及时给她换，着凉了。"爸爸宽慰着奶奶说没事的，随即冲了一包小儿感冒冲剂给萌萌喝。

饭后客厅里，爸爸给萌萌读着故事书，往常读故事小家伙有一堆的为什么，今天萌萌趴在爸爸腿上闷声不语，爸爸还以为萌萌今天玩累了，于是准备让她早点休息。

奶奶给萌萌放好洗澡水，小家伙已经自己脱了衣服，跳进水里，边洗澡，边搓着眼睛，嚷嚷着眼睛不舒服。奶奶让妈妈过来看了下小家伙的眼睛，妈妈刚摸上萌萌的小脸蛋："呀，滚烫。"体温计一测 38.1℃。妈妈马上给萌萌反复洗了几次温水澡，体温终于降到 37.5℃，折腾到晚上快 11 点，看着萌萌睡着，一家人才躺下。

第二天一早，妈妈又给萌萌测了一下体温——38.2℃，于是给幼儿园打电话请了假。"快来看看，萌萌这是长疹子了呀！"奶奶着急地叫道。只见萌萌左耳后长了一片红疹子。爸爸怀疑是不是过敏，妈妈仔细回想，也没给萌萌乱吃东西啊。安全起见，爸爸妈妈立即带着萌萌去了医院儿科发热门诊。

　　到了医院，萌萌的疹子越发多了，额面部、颈部以及耳后都长满了红疹子。医生仔细询问了萌萌的情况，仔细查看了疹子，安排萌萌一家去了一间单独的房间休息等候。妈妈瞬间紧张起来了：难道不是过敏引起的疹子？

　　几分钟后，医生来到休息室，看到焦急的妈妈，解释道："宝宝妈妈不用太担心了，萌萌这是麻疹，一种常见的小儿急性出疹性呼吸道传染病，萌萌目前已经开始出疹了，暂时不需要特殊治疗，只需要在家隔离，卧床休息直至皮疹完全消退、体温恢复正常就好。另外，不要再强行降温了，降温不利于出疹，期间注意一直监测体温，因为你们家宝宝没有热性惊厥史，如果没超过40℃，暂时可以不用退烧药；同时要保持皮肤的清洁卫生，洗澡不要用带碱性的、刺激性的沐浴露或直接用清水就好，还要多吃易消化的饮食，比如牛奶、蒸蛋等；多喝水。我还开了一瓶眼药水，回去按照要求使用就可以了。"

　　经过3周的居家隔离和家人无微不至的照料，萌萌的疹子终于完全消退，她又开开心心去上幼儿园了。

1. 什么是麻疹

麻疹是由麻疹病毒引起的儿童常见的急性呼吸道传染病之一。麻疹的传染性很强，麻疹患者是它唯一的传染源，主要经飞沫传播或直接接触感染者的鼻咽分泌物传播。麻疹在发病早期临床表现为发热、上呼吸道症状、眼结膜炎等，颊黏膜上有麻疹黏膜斑（Koplik 斑）是麻疹的典型表现。同时患儿皮肤会出现红色斑丘疹，从耳后、头面部开始，逐步扩散至全身，丘疹消退后会留有色素沉着并且伴糠麸样脱屑，这也是麻疹的典型特征。

我国自 1965 年开始普及接种麻疹减毒活疫苗后，麻疹发病率和病死率已显著降低，麻疹大流行基本上得到有效控制。但是由于人口流动增加，部分儿童麻疹疫苗漏种或免疫失败，加上初次接种后随着年龄增长免疫力逐渐降低等原因，麻疹小规模流行仍时有发生。

2. 为什么说对待麻疹不容马虎

麻疹属于国家法定乙类传染病，发病率较高，病死率也较高，传染性强，需要严格管理。

在疫苗前时代，麻疹呈世界性分布，过去在我国，民间一直有"孩子出过疹和痘，才算解了阎王扣"的说法，这里的痘指天花，疹就是指麻疹。麻疹一般为轻症，重症麻疹特别容易发生在营养不良的儿童中，特别是摄取维生素 A 不足或因艾滋病及其他疾病而导致免疫系统较弱的儿童中。

麻疹常见的并发症有肺炎、喉炎、中耳炎、脑炎，其中以肺炎最常见。

因此，麻疹患儿通常不是直接死于麻疹，而是死于它的并发症，并发症在 5 岁以下儿童和 20 岁以上的成人中更为常见。

3. 麻疹病毒为什么特别"耐寒"

麻疹病毒外面可是穿了"防弹衣"——包膜，所以麻疹病毒特别能耐寒，在 4℃ 环境中能存活数周，但麻疹病毒却对干燥、日光、高温敏感，紫外线、过氧乙酸、甲醛、乳酸和乙醚等都可以轻松消灭它。

4.家长该怎么正确识别麻疹

　　典型的麻疹首先表现为发热，体温可为 39 ~ 40℃，通常还会出现流涕、咳嗽、结膜炎、出疹和口腔黏膜斑等。发热 2 ~ 5 天出现皮疹，为玫瑰色丘疹，从耳后、发际、前额、面、颈部开始，自上而下蔓延至躯干和四肢、手掌足底。皮疹出齐后，按照出疹顺序逐渐隐退，颜色由玫瑰色逐渐变暗，有色素沉着及糠麸样脱屑，2 ~ 3 周皮疹消退。退疹同时体温也下降到正常范围，病情自愈。出疹前期，麻疹容易与感冒混淆。如果孩子口腔出现白色小点，医学上称为麻疹黏膜斑，家长一定要警惕，及时就医，寻求医生的帮助。

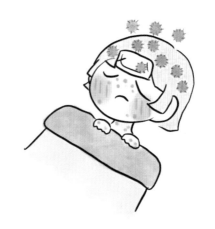

5. 麻疹和荨麻疹怎样区分

虽然和荨麻疹就只差一个字，但两者间却不能画等号。麻疹是由麻疹病毒感染引起的一种急性出疹性呼吸道传染病，主要症状是发热、出疹。麻疹患者出的是暗红色斑丘疹，从面部开始，自上而下逐步出现，一般不出现瘙痒，而荨麻疹是一种过敏性皮肤病，在接触致敏原的时候，表现为不特定部位的红色凸起斑块，像风团样，或伴有血管性水肿，发作形式多样，风团的大小和形态不一，并且大多伴有瘙痒症状。

6. 麻疹有哪些辅助检查

首先是周围血常规：出疹期白细胞计数常降为 $(4 \sim 6) \times 10^9/L$，尤以中性粒细胞下降为多。

分泌物涂片检查多核巨细胞：鼻咽部、眼分泌物及尿沉渣涂片，在出疹前后 $1 \sim 2$ 天即可测出阳性，比麻疹黏膜斑出现早，对早期诊断有帮助。

病毒学检查：早期从鼻咽部及眼分泌物、尿液、血液白细胞中分离到麻疹病毒可确定诊断。恢复期血清血凝抑制试验及补体结合抗体有 4 倍以上增高有助诊断。特异性 IgM 测定是目前用于早期诊断麻疹的最常用方法。

7. 麻疹患者需要隔离多久

确诊麻疹后需要呼吸道隔离，佩戴口罩，尽量避免接触他人。麻疹患者一般居家隔离直至出疹后 5 天，并发肺炎者延至出疹后 10 天，即可解除隔离。接触过麻疹患者的易感者应检疫观察 3 周。检疫观察是对接触者进行隔离留观，不让接触者在可能的发病期间接触其他健康儿童，这是防止传染病继续扩散的主要措施。

8. 麻疹"透疹"怎么做

什么是透疹呢？透疹，是中医的治法之一。即透泄疹毒，使疹子容易发出的治法。自古便有"麻不厌透""用药之法，总不外透表宣毒"之说，提倡麻疹以宣透为主，不可强行降温影响透疹，加重病情；如果宝宝有热性惊厥史或在精神状态不佳时，要遵医嘱使用退烧药，以免发生惊厥。同时在麻疹治疗期间应做到定时开窗通风、保持室内空气清新。

9. 如何有效预防麻疹

（1）管理好传染源

对确诊者应进行隔离，对接触者医学观察 3 周。

（2）要切断传播途径

病室注意通风换气，充分利用日光或紫外线照射。在麻疹流行期间，尤其每年的 3～5 月，应避免去人员密集场所，出门也要戴好口罩；如出现发热、红色皮疹、咳嗽等症状，应及时就医。

（3）保护易感人群

治疗麻疹没有特效药，在发病之后以对症治疗为主，同时防止并发症的发生，所以防治麻疹最有效的方法是接种麻疹疫苗。麻疹疫苗有很高的安全性，即使多次接种麻疹疫苗，也不会增加不良反应的发生率。鼓励有儿童家庭的易感成员都接种疫苗，增强人群免疫力。

10. 麻疹疫苗该怎么接种

按照国家免疫规划完成预防接种，共接种 2 剂次麻疹疫苗，8 月龄、18 月龄各接种 1 剂。当麻疹疫情暴发时，可根据当地疾病预防控制中心建议，给 6 ～ 7 月龄宝宝接种一次含麻疹成分疫苗，但不计入常规免疫剂次。

未感染过麻疹且既往无含麻疹成分疫苗免疫史或麻疹疫苗免疫史不详的人群，推荐接种 1 剂麻腮风疫苗。

11. 宝宝在注射麻疹疫苗前有没有预防麻疹的措施呢？

出生后麻疹疫苗首剂次接种是在 8 月龄，在疫苗接种前低月龄小儿避免遭受麻疹病毒"侵略"的方法有：

①鼓励小儿监护人接种相关疫苗，可通过建立高水平的人群免疫力减少传染源。

②加强对育龄女性麻疹抗体水平监测，对抗体水平低下者进行疫苗接种并确保接种质量，当有麻疹流行时，不仅可预防自身发生麻疹，还可降低胎传麻疹概率。

十一、水痘：这种痘痘奇痒难忍

盼啊盼，盼啊盼，终于盼来了周末！

东东早在周一就约好小伙伴，周六一起打篮球。这天天气不错，艳阳高照，大家都玩得汗流浃背还乐此不疲。直到快到晚饭时间，奶奶说该回家了，东东这才恋恋不舍地和小伙伴告别，并约好明天继续"大战三百回合"。

回到家，妈妈嘱咐东东先洗澡换衣服，但东东却一头扎进书房，他想先完成一部分作业，这样明天才可以放开玩。

到晚上吃晚饭时，东东觉得异常疲惫，心里想着兴许是今天打篮球太累导致的吧。东东迅速地吃完饭，对妈妈说："明儿我们又约了篮球，今晚我要早点休息。"洗漱完早早躺上了床，东东却翻来覆去也没睡着，老觉得头昏脑胀，有点头痛，还想吐，最后实在难受，于是跑出卧室告诉了妈妈。妈妈一边指责儿子打球回来不及时洗澡换衣服，一边又心疼地给东东测了体温，看着体温也正常，便以为是普通感冒，拿出感冒冲剂让东东喝下。东东意识到是自己不对导致的生病，乖乖喝完药就迅速上床睡觉去了。

第二天一大早，东东焦急地摇醒还在睡觉的妈妈，指着自己手臂上的几粒红点点问："妈妈，你看我这个是什么呀？"妈妈仔细查看一番问道："痒不痒？"东东想了一下点点头："好像有点痒！"妈妈进卧室看着没关的窗户，指责道："睡觉不关窗户，蚊子不找你找谁！"说完马上拿出花露水给东东喷了下，并且嘱咐东东再痒也不能使劲去挠。

上午，东东在家奋笔疾书，完成了所有的作业。中午的时候，妈妈发现儿子脸上也冒出很多小红点儿，妈妈仔细观察，发现这些小红点儿比手臂上的大一些，但没有水疱，而且东东还说有点痒，这下妈妈也不确定了，赶紧牵着东东到附近的社区医院挂号看医生。鉴于东东精神状态还挺好，身上并没有其他明显的异常，医生就让妈妈带东东先回家再观察观察。

于是，妈妈向学校请了2天假，让东东在家休养。不料一觉醒来，东东脸上、前胸后背都布满了密密麻麻的水疱，吓得妈妈马上带着东东到医院的皮肤科就诊。"这不是普通的感冒和皮疹，而是水痘。"医生说，然后开了口服药和外涂的软膏，还给东东开了病情证明和请假条，再三嘱咐妈妈，东东不能上学，需要在家隔离2～3周。

东东本来还因为全身的水疱影响自己的"颜值"而暗自伤心，但是听到要隔离不用上学，又忍不住暗自"高兴"了好一会儿。看着东东满脸的水痘，又一副暗自高兴的样子，妈妈真是哭笑不得。

当天半夜东东就不再庆幸自己生病了，因为感觉有无数的"小怪兽"在自己身上又抓又打，搞得全身又痒又痛，难受得不得了。可妈妈又不让抓，只能涂上医生开的炉甘石洗剂止痒。涂上药膏后刚舒服了一些，东东又出现了低热，妈妈担心得根本不敢睡觉。就这样被折磨了好几天，东东和妈妈都熬成了"熊猫眼"。

"之前有事耽误东东接种水痘疫苗，后面忘记了就没接种，没想到这么巧，就中招了。"妈妈苦笑道："可东东是在哪里又是怎样感染上的呢？"

1. 什么是水痘

水痘是一种急性呼吸道传染性疾病，主要症状为全身性的丘疹、水疱、结痂等，而导致这一切的"罪魁祸首"就是水痘—带状疱疹病毒。水痘的潜伏期一般约为2周，并且四季均可发病，但以冬春两季较多见。

第一阶段：红色斑疹。

第二阶段：水疱。

第三阶段：水疱里的水变得混浊，像个脓痘。

第四阶段：混合出现，既有陈旧性的痂壳，也有新鲜的红色的疹子。

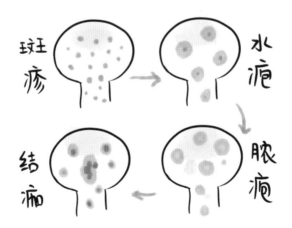

2. 哪些人容易得水痘

水痘多见于 2～6 岁的儿童，而且容易出现暴发疫情。

3. 听说水痘只会得一次，是真的吗？

通常得过一次水痘就不会再得第二次了。但病毒仍可长期潜伏在体内，多年后可发生带状疱疹。

4. 为什么水痘又和带状疱疹拉上关系了呢？

那是因为带状疱疹是潜伏于身体感觉神经节的水痘 - 带状疱疹病毒再激活后发生的皮肤感染。当特定的细胞免疫力下降时，病毒再次"活过来"，并沿身体一侧周围神经发展，导致出现带状分布的、成簇的疱疹，也就是人们常说的"蛇缠腰"。

5. 水痘的传染力真的很强吗？

水痘有很强的传染性。水痘主要通过呼吸道飞沫传播，还有直接接触传播。易感者接触患者后 90% 会感染发病，号称"见面传"，经常一出现就"放倒"一大片，一不小心就能让托儿所、幼儿园、学校等机构一起"放小长假"。

6.得了水痘会有什么表现

得了水痘的人，在出疹前 1 ～ 2 天通常会伴有发热、头痛、咽痛、食欲减退、打喷嚏等上呼吸道感染症状。而后进入发疹期，就会出现最明显的症状：皮肤及黏膜分批出现斑疹、丘疹、疱疹、结痂，往往还伴有发热、头痛和畏寒等。

7.典型的水痘皮疹特点是怎样的呢?

全身皮肤、黏膜出现向心性、分批次的红色的斑疹、丘疹、水疱、脓疱等，由于同时存在 4 种形态的皮疹，医学上趣称这种现象为"四世同堂"。在高峰期时，各种形态的疹子可同时存在，奇痒难忍。

8. 向心性、分批次出现是什么意思呢？

向心性、分批次出现，即一般靠近心脏的部位，比如前胸、后背、头面部会最先出现疹子，而且比较密集，随后就蔓延到离心脏更远的四肢和身体的其他部位，并且分布相对稀疏。

9. 当水痘"攻击"身体时，身体会发出什么"警报"呢？

在最开始，皮肤、黏膜出现局限性、呈红色改变、直径大于 1 cm、与皮肤平齐的红色斑疹，也可能出现明显突起于皮肤、直径小于 0.5 cm 的丘疹，然后才会变成突起的清亮、透明的椭圆形水疱。严重时全身都出现水疱，周围伴有红晕，约 24 小时后水疱混浊并中间凹陷，壁薄易破。通常，这种情况会持续 2 ～ 3 天，随后，这些小水疱就会变干、结痂。经 2 ～ 3 周可痊愈。

10. 得了水痘，还有哪些地方容易出现皮疹呢？

在口腔、眼结膜、生殖器等地方也容易出现黏膜皮疹，且容易破溃并形成浅溃疡。东东就是先出现的类似感冒症状，当时没有出现水疱，所以没有及时确诊，延误了治疗。

11. 水痘患者为何要隔离那么久呢？

因为水痘患者是唯一的传染源，从水痘发病前 1～2 天至疱疹结痂为止都有很强的传染性，而这个过程有 2～3 周的时间。为了避免造成水痘大范围的传播，充分隔离是非常有必要的。

12. 痘痘消了也能传染吗？

痘痘消了、蔫了也仍然有传染性，所以患者必须隔离直到所有疱疹结痂脱落且不少于发病后两周才能凭社区卫生服务中心或其他指定单位开具的"复课证明"返校。

13. 大人也会得水痘吗？

水痘并非儿童专属，成年人如果感染水痘，症状会比儿童更严重，病程也会更长，所以如果家人得了水痘，一定要做好防护，避免相互传染。

14. 在备孕期怎么预防水痘呢？

若从未感染水痘，备孕前可到医院做好各项优生优育检查，筛查体内有无水痘抗体，如果没有，最好在备孕前 3 个月接种水痘疫苗，以确保胎儿安全。万万不可在怀孕后才接种水痘疫苗，因为水痘疫苗是减毒活疫苗，会危及胎儿健康。作为特殊人群的孕妇，抵抗力差，患上水痘还可能会导致胎儿畸形或流产。

15. 产前常规检查水痘吗？

由于水痘并未列入产前常规检查项目，如果孕妇不能确定自己是否曾得过水痘，必须提醒医生检验水痘抗体，看看是否具有免疫力。

16. 哪些孕妇要特别小心水痘

常常与幼童接触的护士或教师，更应该检查水痘抗体存在与否。如果孕初期不幸感染水痘，一定要遵从专业医生的建议进行处理。

17. 患了水痘我们该怎么做呢？

当发现我们身体出现类似水痘的症状时，一定要及时就医。如果确诊为水痘，医生通常会让我们口服阿昔洛韦，使用阿昔洛韦软膏或者干扰素软膏外涂患处进行抗病毒和对症治疗。

18. 得了水痘难道不用住院吗？

这得看病情的轻重，轻者居家隔离至水疱完全干涸结痂，并且轻型水痘全身症状较轻。水痘病程长短不一，多为自限性疾病，不需特殊处理即可自行痊愈，愈后一般不留瘢痕。感染严重可引起败血症、肺炎、心肌炎、脑炎等严重并发症，重症者需住院治疗。

19. 得了水痘怎么还会发热呢？

在整个病程中，大部分患者会出现发热，少数患者甚至

151

会出现高热症状。如果体温超过 38.5℃，可采取物理降温、多饮水，及时地进行体温监测。降温效果不理想的可口服退烧药进行退热，但忌用阿司匹林退热，因为阿司匹林会增加患瑞氏综合征的危险，从而造成肝肾损伤。

20. 水痘患者在发热时要注意什么

如果出汗特别多，要及时地更换衣裤。因水痘导致全身水疱，容易破裂引起感染，所以除了要保持自己的皮肤清洁、干燥以外，还要穿宽大、干净、透气的棉质衣裤，同时保持床单和被套的干净、整洁。房间需要多开窗通风，患者应当注意休息，多饮水。

21. 得了水痘，身上的水疱瘙痒难忍，可以抓挠吗？

如果出疹较多，水疱瘙痒难耐或者影响睡眠，作为家长要及时修剪孩子的指甲，安慰孩子，严禁抓挠和挤压水疱，避免水疱破裂形成溃疡面引起继发感染或留下瘢痕，影响孩子"颜值"。而且水疱疱液里面可能含有大量的病毒，一旦破裂会造成病毒的播散。

22. 水痘患者怎么止痒

可遵医嘱用炉甘石洗剂轻轻擦拭发痒且水疱未破溃的部位。如果水疱破溃感染，可用莫匹罗星乳膏轻轻外涂，若水疱部位出现严重感染，则需及时就医，听医生的话合理选用敏感的抗生素，防止感染加重。

23. 水痘疫苗能预防水痘吗？

接种水痘疫苗确实是目前最有效的预防水痘的措施。而且，中国健康人群水痘的抗体阳性率较低，为控制水痘疫情，降低水痘发病率，应进一步提高水痘疫苗的覆盖率。

24. 水痘疫苗保终身吗？

不能！接种水痘疫苗不能确保以后不会感染水痘，但是相关调查研究结果显示，水痘疫苗的保护效果能达到

95%，即使感染水痘，症状通常也比较轻，病情恢复也比较快。

25.免疫力低下的人接触了水痘患者该怎么办？

对正在使用大量激素、免疫功能受损患儿及孕妇等免疫力低下人群在接触水痘72小时内可紧急被动免疫：肌内注射水痘－带状疱疹病毒免疫球蛋白，以起到预防或减轻症状的作用。

26.水痘疫苗免费吗？

目前水痘减毒活疫苗属于非免疫规划疫苗，自费、自愿接种。

27.水痘疫苗怎么打呢？

14岁及以下儿童：12～24月龄接种第1剂，4～6周岁接种第2剂加强针；未按程序完成2剂者，尽快补齐2

剂，接种间隔≥ 3 个月。

14 岁以上人群：接种 2 剂次，接种间隔≥ 4 周。

注意：备孕女性在接种水痘疫苗 3 个月内不可以怀孕。

28. 得过水痘了，还有必要打疫苗吗？

不需要。几乎所有人在得过一次水痘后都会终身免疫，一般很少再感染水痘。

29. 水痘日常怎么防？

①养成良好的卫生习惯，勤洗手，注意咳嗽礼仪。

②生活、学习、工作环境需要常开窗通风。

十二、甲肝：守护小"心肝"

《好事近　渔村即事》

[宋] 孙居敬

买断一川云，团结樵歌渔笛。

莫向此中轻说，污天然寒碧。

短篷穿菊更移桅，香满不须摘。

搔首断霞夕影，散银原千尺。

安谧宁静的渔村犹如一粒蚌珠恰到好处地嵌在曲曲折折的海岸线上，守望着眼前的一片碧海，背负着无垠的郁绿的庄稼地。

这个静谧的小渔村就是亮亮出生和成长的地方。

亮亮今年6岁，就读于渔村小学一年级，是个名副其实的小帅哥，也是小伙伴儿们嘴里的"校草学霸"。在大人们

156

的思维里，"校草学霸"是长得好看、成绩好、懂事的代名词。虽然他学习成绩好，但依然掩盖不了淘气的性格特点。中午下课铃声一响起，他总是第一个冲出教室在操场里丢沙包、踩水坑；放假了他总是带着一群小伙伴儿在村里玩上一整天，让大人们找不到影儿；午饭间，他就像个"大哥"一样带着同学们奔赴食堂，不拘小节，手也不洗就大口吃肉、大口干饭。

所谓靠山吃山，靠海吃海，各色海鲜是渔村小学食堂的必备食材。食堂阿姨们轻轻松松就能做出一桌子海鲜盛宴供孩子们食用。蒸的、煮的、煎的、炸的、炒的一应俱全，偶尔还会换着花样来几样海鲜刺身。

国庆节放假，爸爸妈妈带着亮亮外出旅游，亮亮对学校的美食亦是念念不忘，讲起学校的小伙伴儿和学校的趣事也是滔滔不绝，因此亮亮的家人们对他所在的渔村小学也是非常的满意。

愉快的假期之后又要回归"上学模式"，在晚上睡觉前亮亮开心地对妈妈说道：一觉睡醒，就可以见到我的小伙伴儿了。第二天一早亮亮像往常一样去敲"死党"淘淘的家门，可淘淘家家门紧闭始终没人应答。来到学校，依然不见淘淘人影，亮亮立马找到老师询问情况。

老师告诉亮亮："淘淘生病了，吃不下东西，一直恶心、呕吐，他爸妈带他去县城里看医生了。"

亮亮有些失落，也有些担心，闷闷不乐地回到教室。

3天后，淘淘依然没有来上课，原本活泼好动的亮亮此刻就像皮球泄了气，课间也没有心思出去玩，安静地坐在教室里发着呆，放学后就直接回家了。晚上妈妈做好亮亮最爱吃的红烧肉，瞧着十分诱人。

看着眼前的美食，亮亮没有像往常一样大快朵颐，反而觉得胃里犹如翻江倒海一般，想要一"吐"为快。

下一秒，亮亮果然捂着肚子哇哇地吐了起来，妈妈吓了一跳。吐完后，亮亮觉得舒服了许多，只有腹部还有一点点不适。妈妈猜想应该是在学校吃了不好消化的东西，休息一下就好了。可一连几天，亮亮都倦怠乏力，吃不下东西，也不想去上学。妈妈打算带亮亮去医院看看，正准备向老师请假，就接到了老师的电话。

老师在电话里焦急地说道："亮亮妈妈，你赶紧带亮亮去医院检查一下，看是否得了甲肝！经常和亮亮一起玩耍的淘淘被确诊为甲肝。班里还有其他几个孩子也陆续被确诊，学校即刻会停课，进行彻底消毒杀菌……"

　　妈妈听了老师的话，急忙拉着亮亮向医院赶去。

1. 什么是"甲肝"

　　在具体认识"甲肝"之前，我们先来了解一下肝炎病毒家族。这个家族的成员非常喜欢肝脏，在进入人体后，主要在肝脏内生长，破坏肝脏细胞，导致肝脏发生炎症。这个家族主要有甲、乙、丙、丁、戊五个兄弟。

　　我们接下来要聊的"甲肝"，全称是甲型病毒性肝炎，又称甲型肝炎，就是肝炎病毒家族中的老大——甲型肝炎病毒（HAV）引起的。

　　甲肝发病的高峰期在冬春季，病程呈自限性，无慢性化，引起急性重型肝炎者极为少见，随着灭活疫苗在全世界的使用，甲肝的流行已得到有效控制。

2. 甲肝的危害是什么

　　肝脏是人体非常重要的器官，主要有六大功能，即代谢、解毒、凝血、吞噬和免疫功能、分泌胆汁和调节电解质平衡，而甲型肝炎病毒侵犯的主要器官是肝脏，其感染肝细胞的免疫病理反应引起肝脏炎症，间接损害肝功能，让肝脏不能正常工作，严重影响身体健康，而且甲肝还是一种肠道传染病，病毒能在感染者的粪便中存活，传染给其他人。

3. 甲型肝炎病毒生命力顽强吗？

甲型肝炎病毒主要存在于感染者的粪便、血清、胆汁及肝细胞胞质内。它的生命力很强，耐酸、耐碱、耐乙醚、耐高温，在正常室温下可以存活一周，在干燥粪便中能存活 30 天，在贝壳类动物、污水、淡水、海水、泥土中能存活数月。20% 乙醚不能将其灭活，60℃持续 12 小时都不能完全灭活，在有效氯含量为 1.5 mg/L 的溶液中待 60 分钟仍能存活。这种强大的生命力非常利于甲型肝炎病毒通过水和食物传播。

虽然甲型肝炎病毒抵抗力较强，但是，高压蒸汽（121℃，20 分钟）、煮沸 5 分钟、紫外线照射、福尔马林（1∶4 000，37℃ 72 小时）、高锰酸钾（30 mg/L，5 分钟）、碘（3 mg/L，5 分钟）、氯（自由氯 2.0～2.5 mg/L，15 分钟）、70% 酒精（25℃ 3 分钟）可有效灭活甲型肝炎病毒。

由此可见，在日常生活中，充分加热食物，吃熟食可以有效切断甲型肝炎病毒传播。

4. 甲型肝炎病毒会通过什么方式传播

甲型肝炎病毒主要的传播途径是粪口传播和密切接触传播。

摄入被甲型肝炎病毒污染的食品发生甲肝，占全世界所有甲肝暴发原因的 2% ~ 7%。甲型肝炎病毒经口进入消化道后，先在肠道中增殖，经肠道进入血流，引起病毒血症，约经过 1 周的长途跋涉到达肝脏，随后跟着肝脏分泌的胆汁"流"入肠道，出现在粪便中，最终可随粪便被排出。

也就是说，若感染者的粪便不经处理或者处理不合格，很可能造成周围环境、水源及瓜果蔬菜被污染，这些被污染的瓜果蔬菜、水一旦进入人体，就会导致甲型肝炎病毒的传播。

另外，甲型肝炎病毒还会存在于玩具等一些生活用具上，如果儿童摸了那些脏玩具之后不洗手，把病毒吃进肚子里，就会导致被传染。这种传播容易发生在学校等聚集性较强的地方。

最后说一下，苍蝇和蟑螂也是传播甲型肝炎病毒的重要媒介，需要提高警惕。

5.哪些人最容易感染甲型肝炎病毒

①婴幼儿和青少年抵抗力差，易感染甲型肝炎病毒。

②卫生条件较差的地区，食物和水被病毒污染的可能性较大，生活在这些地区的人易被感染，因此不喝生水、食物充分加热、注意卫生，就很重要了。

③与患有甲肝的人密切接触或同吃同住的人群也易被感染。

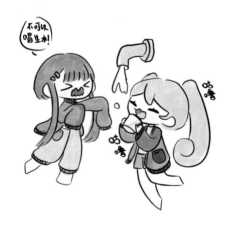

6. 得了甲肝，会有哪些症状

儿童在感染甲型肝炎病毒后以疲乏、食欲减退、肝大、肝功能异常为主要表现，也可出现畏寒发热、肌肉酸痛、恶心厌油、呕吐及上腹不适等症状，症状可持续数日至 2 周，主要体征有肝区压痛及叩击痛。有少数人也可能没有明显症状。

甲肝还可能出现黄疸的症状，主要表现为急性肝炎，无症状感染者常见，全身皮肤和眼睛巩膜变得黄黄的，成为名副其实的"小黄人"。

成人甲肝的临床症状一般较儿童重，潜伏期平均为 30 天（5～45 天），主要表现为急性肝炎，分为急性黄疸型甲肝及急性无黄疸型甲肝。

典型急性黄疸型甲肝表现为起病急，早期有畏寒发热、全身乏力、食欲减退、恶心厌油、呕吐、腹痛、肝区痛，尿色逐渐加深渐呈浓茶色。

而有少数病例以发热、头痛、上呼吸道症状为主要表现，此时易误诊为上呼吸道感染。在黄疸出现前，早期消化道症状明显，容易误诊为胃炎或消化不良。随着病程进展，患者自觉上述症状减轻，发热减退，但尿色继续加深，眼睛、巩膜、皮肤出现黄染，在 2 周左右可达高峰，可伴有大便颜色变浅，皮肤瘙痒，肝大，有充实感，有压痛及叩击痛，部分患者脾肿大，以上症状可持续 2～6 周。到恢复期黄疸逐渐消退，症状减轻至消失，肝、脾回缩，肝功能逐渐恢复正常，总病程可持续 2～4 月。

7. 得了甲肝能治好吗？

甲肝是一种自限性疾病，在一般情况下不需要特殊药物治疗，2～3 周可自行痊愈。

如果没有严重的并发症，甲肝患者不需要住院治疗，只需在家隔离治疗。在家隔离期间应特别注重饮食，以易消化的清淡食物为宜，并尽量合乎患者口味。同时注重食物多样化，食物应含多种维生素，有足够的热量及充足的优质蛋白，蛋白质摄入争取为每日 1～1.5 g/kg，适当补充 B 族维生素和维生素 C。如果出现严重的呕吐、进食差等症状，必须去医院进行治疗，静脉补充葡萄糖及维生素 C，减少劳累，规律作息，避免熬夜以保证充足的睡眠。

8. 甲肝治好后还会复发吗？

由于感染了甲型肝炎病毒以后血清中会产生甲型肝炎病毒抗体，而这种抗体在体内可以长期存在，形成持久免疫，对人体有较长时间的保护作用，所以甲肝不太容易复发，但万事没有绝对，当休息不好或感冒等原因导致机体抵抗力下降时，病毒抗体延迟产生，容易导致甲肝复发。

甲肝复发虽是一个小概率事件，但我们也绝不可掉以轻心。

9. 如何预防甲肝的发生

预防甲肝，我们要做好以下几点：

（1）提高个人卫生水平

必须养成良好的饮食卫生习惯，预防"病从口入"，不吃不干净的东西，不喝生水。吃水果和蔬菜必须清洗干净，养成饭前便后洗手的良好习惯。

（2）饮食行业应认真执行食品卫生法

尤其要做好食具消毒，食堂、餐厅应实行分餐制或公筷制。中小学要供应开水，学生自带水杯。取缔不符卫生条件的、无证的饮食摊贩。

（3）搞好环境卫生

加强水源保护和粪便管理，改善供水条件；严防饮用水被粪便污染。要加强生食、水产品的卫生监督。加强对产地水域的卫生防护，防止粪便和生活污水的污染。应尽可能避免吃可能已被污染的水、新鲜水果、蔬菜以及贝类食品，做好环境卫生及粪便无害化处理。平时注意灭蚊、灭蝇。

对于幼托机构而言，更需要建立切实可行的卫生制度，严格执行对食具及便器的消毒制度。儿童实行一人一巾一杯制。对全托单位还应注意尿布消毒。使用的玩具各班组应严格分开并进行相应的消毒处理。

（4）出现相关症状及时就诊

忽然发生体温升高，出现疲劳、厌食、恶心、呕吐、黄疸等症状时，应及时到医院肠道门诊进行早期诊断、早期报告、早期隔离和早期治疗，以降低感染他人的风险。

（5）保护易感人群

①主动免疫。如普及甲肝疫苗的预防接种。甲肝疫苗是

用于预防甲型肝炎的疫苗，在中国已经成为儿童接种的主要疫苗之一，2008 年 5 月被列入扩大免疫规划疫苗。

②被动免疫。对密切接触者，包括当传染源已明确（如食物或水）的所有已暴露者，已流行甲肝的学校、医院、家庭或其他单位中的成员，应及时肌内注射丙种球蛋白。方法：丙种球蛋白按 0.02 ml/kg 一次肌内注射，注射时间越早越好，最迟不宜超过接触感染后 10 天，免疫效果可以维持 35 天。对密切接触者应进行医学观察 45 天。食源性感染应检查厨师的抗 −HAV IgM，确诊后应隔离治疗。

10. 如何接种甲肝疫苗

在过去 30 年中，甲肝的发病率在许多国家大幅下降，但近年来，甲肝疫情经常发生在高危人群和未被普遍儿童疫苗接种计划覆盖的人群中。预防婴幼儿和青少年感染甲型肝炎病毒，接种甲肝疫苗是简单有效的方法，目前甲肝疫苗已被纳入我国儿童免疫计划内，由政府免费向儿童提供接种。

甲肝疫苗有灭活疫苗和减毒活疫苗两种。灭活疫苗，顾名思义，你可以把它理解成死的病毒，安全，副作用较小，需接种两次，可持续 20 年及以上的保护作用，抗体阳性率为 98% ～ 100%，具有良好的免疫持久性。儿童满 18 个月可以接种第一针甲肝灭活疫苗，接种 8 周后，体内会出现甲肝抗体，获得良好的免疫力，可以成为儿童抵御甲肝的"金钟罩"，然后在 24 ～ 30 个月接种第二针次，要求两针甲肝疫苗接种间隔时间不得短于 6 个月。

甲肝减毒活疫苗只需要接种一次，便获得 5 ～ 10 年的持续保护，免疫效果好，接种方便，5 ～ 10 年补种一针。

亮亮读书的渔村小学的孩子们因为爱吃刺身，又没注意洗手，甲型肝炎病毒就抓住了这些细节"偷袭"了学校的孩子们。

十三、伤寒：是伤风感冒吗？

　　然然是个活泼可爱的小女孩，今年8岁了。然然的爸爸妈妈工作很忙，经常出差，是外婆把她一手带大的。然然一家都是东北人，爱吃大葱蘸酱，尤其是然然的爸爸，一些生蔬菜洗洗后，蘸酱也吃得倍儿香。在爸爸的"熏陶"下，麻酱生菜也成了然然的最爱。

　　暑假来临，然然非常开心，因为又可以跟外婆回老家了！那里有可以游泳的小池塘，有可以抓鱼的小河，还有很大的一片蔬菜园。外婆去菜园里摘蔬菜，然然就在旁边玩耍。天热了回家，外婆干家务，然然就写暑假作业。最热的时候，然然就吃一个雪糕凉快凉快。傍晚时分，然然就跟着舅舅去池塘里游泳，好不惬意。

　　这天，然然和往常一样陪外婆去摘蔬菜，回家后吃了雪糕，不一会儿，然然肚子疼起来了。外婆以为是吃雪糕引起的肠痉挛，就让然然在床上休息。半小时过去了，然然的肚子疼依然没有缓解，小脸变得红彤彤的，手一摸，滚烫！奶奶赶紧让舅舅开车去县医院。医生询问了情况，摸了摸然然的肚子，然后采核酸、抽血、做腹部彩超，检查结果提示白细胞有点偏低，其余无异常，医生就开了些中成药和退烧药，让然然回家了。

回家后，然然经历了断断续续的腹痛，反反复复的高热与退热，胃口变差了，精神也变差了。两天后的早上，外婆发现然然胸前、背上长了很多大红包，不像蚊子叮的，也不像以前高热后长的小红点（幼儿急疹），非常担心，就带着然然又去了医院。

医生看了然然身上的大红包，怀疑是伤寒，把然然收治在了"感染科"。之后抽血做血培养，还做了一些其他检查，输了抗生素，3天后血培养确诊伤寒沙门菌。接下来两天又输了头孢类抗生素，很快然然肚子不疼了，不发热了，胃口也恢复了，一个活泼可爱的然然又回来了。然然出院后在家又休息了一周，身上大红包彻底不见了，继续在家隔离休养两周后，又可以精神抖擞出门玩了。

听了医生的对伤寒的介绍，外婆想到然然应该是在老家吃了不干净的"生菜"。大人抵抗力强，没中招，看来以后做菜都要煮熟，不能给然然吃"生菜"了，回家也要告诉然然爸爸戒掉吃"生菜"的习惯。

1. 什么是伤寒

伤寒、副伤寒是由伤寒杆菌和甲、乙、丙型副伤寒杆菌引起的急性消化道传染病，是我国法定的乙类传染病。伤寒在世界上总的发病趋势是下降的，与 2000 年以前相比，伤寒发病率较低。伤寒的高发地区在非洲和亚洲。发达国家如美国、西欧国家、日本等的发病率已降到（0.4 ～ 3.7）/10万，世界卫生组织估计，发展中国家发病率可高达 540/10万。1949 年前，我国伤寒流行严重、病死率高；1949 年后，贯彻以预防为主的方针，发病呈逐年下降趋势。近年伤寒及副伤寒的流行特点为：地区发病呈不均衡性，全年各月都有病例，但以夏秋季为高峰（5 ～ 10 月），各年龄组均可发病，高发年龄段为 10 岁以下、65 岁及以上，全国以散发为主，但有的地区时有暴发流行，以水型和食物型暴发为主。

2. 伤寒藏在哪里

伤寒带菌者和患者是伤寒的唯一传染源。伤寒与副伤寒病原体在地表水、地下水和海水中能存活数天，能够在蔬菜、水果表面生长繁殖，能在冷藏鸡蛋、鸡肉中存活数月，所以如果被污染的食物没有经过彻底的清洗或者充分煮熟，人吃进去就可能成为伤寒青睐的"幸运儿"。

如果水和食物被伤寒杆菌污染，在资源匮乏地区，卫生设施不足，卫生环境差，那么感染风险增大。因此，改善供水和卫生条件还需要长期努力。在我国极少部分地区也要注意加大卫生基础建设的投入和卫生习惯的养成教育。及时用有效的抗菌药物治疗对于预防肠道穿孔等并发症、降低死亡率至关重要。

3. 然然是如何感染上伤寒的

然然的故事是根据很多年以前的真实案例改编的。然然家的菜地靠近附近医院的污水排出口，污水里含有伤寒杆菌，然然家用污水灌溉了蔬菜，导致蔬菜被污染。和生蔬菜一起，然然一并吃下的还有伤寒杆菌，因此感染发病。

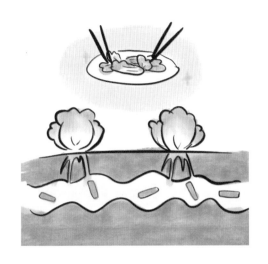

4. 伤寒和胃肠型感冒有什么区别

　　且不说普通人容易将伤寒和胃肠型感冒混淆，即使是医生，误诊率也高达 44%。因为伤寒临床表现复杂多样，而且近年来伤寒发病率低，大多数地区少见，加上伤寒症状有轻化的趋势，"高热腹痛"的表象确实和胃肠型感冒难以区别。诊断伤寒的金标准就是血培养出伤寒杆菌，抓住伤寒杆菌就是抓住了伤寒的"铁证"，绝对不会出错。

5. 得了伤寒需要隔离吗，什么时候可以解除隔离？

需要隔离。在临床症状消失后每隔 5 ～ 7 天送检粪便培养，连续 2 次结果为阴性，可解除隔离。

6. 孩子得了伤寒，应该怎么做

（1）休息

发热期患儿需卧床休息，退热后 2 ～ 3 天可在床上稍坐，退热后 2 周可轻度活动。

（2）饮食

生病期间应给患儿高热量、高营养、易消化的熟食（如各种营养粥、蒸蛋、牛奶、炖汤等），适量的蔬菜和水果。可以做蔬菜泥、果泥等。退热后，患儿食欲增加，可慢慢给予软饭，不吃坚硬多渣的食物，以免诱发肠出血和肠穿孔，一般退热后 2 周可恢复正常饮食。

（3）饮水

鼓励患儿多喝水，每日 2 000 ～ 3 000 ml（包括食物内的水分），这样有利于毒素排泄。

（4）避免传播

患儿生病期间，家长应修剪患儿指甲，避免其双手触碰大家共同的食物，碗筷分开使用，做好清洁、消毒。患儿衣物应宽松舒适，常更换，换下的衣物清洗、消毒。家长接触患儿前后认真洗手，妥善处理患儿排泄物（可在患儿排泄物中加入含氯消毒剂处理后倒入厕所），注意不要随意倾倒。

7. 在日常生活中，我们需要怎么做才能避免得伤寒

伤寒与副伤寒均是具有全球传播潜力、发病率较高的传染病，是中低收入国家面临的紧迫疾病负担和主要公共卫生问题。地方性流行区域显著特征是发病率较高，防控效果局限，水源、食物污染和密切接触引起的病例较多。

该疾病的控制措施包括早期诊断、监测和应用预防该疾病的疫苗。关于疫苗要特别补充说明一下，世界卫生组织推荐在全球少数几个伤寒与副伤寒高发且卫生条件难以保障的

地区接种，但具体落实还需要政府层面的措施保障。我国并未常规推荐接种该疫苗，因为随着我国卫生条件的改善，伤寒、副伤寒的发病率已比较低，但近年来，因旅游将伤寒杆菌从国外带回，或者从偏远山区、农村带回引起小范围发病的案例却逐渐增多，而且在伤寒的治疗上面临着抗生素耐药的挑战，也比较棘手，防患于未然永远是最好的选择。外出旅游时应当注意食物、饮水和居住卫生。

预防伤寒、副伤寒最重要的措施就是注意卫生。主要有几点建议：

①不吃生食，不仅仅是伤寒杆菌，生的食物还可能被大肠杆菌等多种病菌污染。

②饭前便后要充分洗手，在不确定安全性的前提下吃水果时最好去皮。

③避免饮用未经处理的水，如山泉水、井水、溪水、池塘水等。

④尽量少吃路边"三无"食品，确实需要吃的话，尽量选择熟食。

⑤对于疫区人民，可以选择注射伤寒疫苗。

⑥谨防旅游传播。

十四、流行性乙型脑炎：都是蚊子惹的祸吗？

春至花如锦，夏近叶成堆。乡下老家的夏天给小学三年级的小西留下了美好印象。高高的大树郁郁葱葱，树梢的蝉儿齐声歌唱，树下的大人吃瓜乘凉，而他，可以和小伙伴们自由地奔跑玩闹……当听说爸爸妈妈这个周末要带他回老家，小西积极地收拾好自己的行李就出发啦！

小西一回到老家，感觉有做不完的趣事，和表哥表姐爬树、捕蝉、稻田里摸鱼、溪边玩水、晚上数星星，甚至爷爷家屋后猪圈的小猪都是可爱的。沉浸在快乐里面的小西也有一些小烦恼，就是这些蚊子太可恶啦，就算喷了驱蚊液，还是被咬了好多小疙瘩。

一周后，小西依依不舍地回到了县城。一天，妈妈见太阳都晒屁股了小西还没起床，于是进屋叫"小懒猪"起床，一摸小脸，被烫得吓了一跳，小西居然发热了，仔细

177

观察，感觉小西的身体还有轻微的颤抖。妈妈温柔地唤醒了小西，小西有气无力地说："妈妈，我头痛，晕晕的不舒服。"妈妈一边温柔的安抚小西，一边测了体温，居然烧到 39℃了。

妈妈马上从药箱里拿出了退烧药（布洛芬混悬液）给小西服下，可没多久小西就呕吐了，妈妈赶快带小西到最近的医院就诊，医生说是感冒，开了治呕吐和退热的药便回家了。第二天，小西烧退了，看着精神了一些。可第三天凌晨，高热又来了，这次更凶猛，小西整个人抽搐，还出现了双目凝视、口角歪斜，妈妈怎样呼喊都不回应，小西还尿了裤子，吓得妈妈号啕大哭。爸爸赶紧抱着小西赶到儿童医院，急诊的医生、护士立刻对小西进行紧急救治，甚至下达了《病危告知书》。听见医生交代说可能会有并发症和后遗症，小西的爸爸妈妈在《病危告知书》上签字的手都是颤抖的。

经儿童医院专家会诊和市疾病预防控制中心对小西的血液样本进行检验，确诊为典型流行性乙型脑炎。在积极救治后，小西的病情得到了有效控制，转入普通病房，父母才松了一口气，脸上露出了久违的笑容。可如此凶险的疾病又是怎样找上小西的呢？

1. 乙脑到底是什么

流行性乙型脑炎简称乙脑，又称日本脑炎，属于乙类传染病，是由乙型脑炎病毒（简称乙脑病毒）引起的中枢神经系统损伤的急性传染病，是的，它要攻击大脑。乙脑也是一种人畜共患病，其病死率和后遗症发生率均较高。

2. 乙脑是怎么传播的

乙脑病毒主要通过库蚊传播，在猪、涉水禽鸟等储存和扩增宿主间循环。乙脑病毒的主要储存宿主和传染源是猪、牛等家畜。尤其是猪，是重要的传染源。通常在人之间乙脑流行前 2～4 周，猪群中已广泛传播。

作为乙脑的主要传播媒介，库蚊在池塘、水塘或稻田进行繁殖，主要在傍晚或夜间活动。库蚊通过叮咬感染乙脑病毒的猪、牛等家畜后再叮咬人，把病毒带入人体，使人感染。

人是终末宿主，且乙脑病毒在人体病毒血症的浓度低、时间短，所以患者的血液中通常检测不到病毒的存在。因此人与人接触不会传染乙脑，也不需要对乙脑患者实施特别隔离。但猪被感染后血中病毒数量多，病毒血症期长，因此猪（尤其是幼猪）是本病的主要传染源。

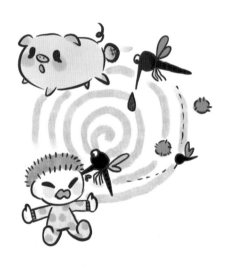

3. 乙脑发病是什么样的

感染后多数人无症状或症状很轻，少数呈现典型乙脑症状。发病初期主要表现为急性脑炎症状，如发热、头痛，有恶心、呕吐、嗜睡等症状，如果没有得到及时正规治疗，随后 2～3 天可能出现意识障碍、惊厥或抽搐以及呼吸衰竭等严重症状，部分感染者可能留下神经系统后遗症或因呼吸衰竭死亡。乙脑病死率高达 30%，30%～50% 的治愈者留有长期的不同程度的失语、瘫痪和精神失常等神经系统后遗症，还可出现复发（已知复发率为 26%～35%），影响患者生活质量，造成严重的家庭社会负担。

4. 哪些人容易感染乙脑

人对乙脑普遍易感，由于实施扩大国家免疫规划，低年龄组儿童得到疫苗保护，发病率逐年下降，已达到了世界卫生组织"到 2015 年 15 岁及以下儿童发病率降至 0.5/10 万以下"的目标。目前，中国乙脑发病人群构成由以儿童为主转向以 ≥ 15 岁人群为主（2018 年约占 80%）。

5. 乙脑流行特点有哪些

（1）流行地区

全球有 24 个国家存在乙脑病毒传播风险，我国是其中之一。目前除新疆、西藏和青海外，我国其他地区均存在乙脑病毒传播风险。

（2）流行季节

主要在每年的 5～10 月，发病高峰通常出现在 7～9月。南方地区 7 月或 8 月达到峰值，北方地区 8 月或 9 月达到峰值。

（3）人群分布

随着乙脑疫苗的广泛应用，特别是 2008 年我国将乙脑疫苗纳入国家免疫规划后，< 15 岁儿童发病率持续下降，2019 年 < 15 岁儿童发病率已降至历史最低水平（0.08/10 万）。未接种乙脑疫苗的儿童和北方部分地区成人发病风险较高。既往北方地区乙脑流行强度较南方地区低。

6. 蚊虫叮咬会传播乙脑吗？

会。蚊虫叮咬了感染有乙脑病毒的家畜后，再叮咬人体，病毒会首先在局部组织细胞、淋巴结以及血管内皮细胞内增殖，而后不断侵入血流，形成病毒血症。发病与否，取决于病毒的数量、毒力和机体的免疫力，绝大多数感染者不发病，呈隐性感染。当侵入病毒量多、毒力强、机体免疫功能低下时，病毒继续繁殖，经血行散布全身。由于病毒有嗜神经性，故能突破血—脑屏障侵入中枢神经系统，病毒大量复制导致严重脑水肿，引起脑疝，造成致死性病变；病毒若累及脑膜可出现脑膜刺激征。

7. 乙脑潜伏期是多久

乙脑潜伏期 4 ～ 21 天，一般为 10 ～ 14 天。

8. 关于乙脑的治疗

患者一旦确诊就应住院治疗。研究表明，此病目前尚无特效药物，治疗重点为针对高热、惊厥和呼吸衰竭等进行对症、支持、综合治疗，防治并发症和后遗症，提高疾病治疗效果。

9. 得了乙脑会留下后遗症吗？

乙脑后遗症发生率总体为 35.48%，其中，成人后遗症发生率为 40.48%，儿童后遗症发生率为 35.90%。乙脑主要侵犯大脑实质，病变范围较广，脑和脊髓均可受累，尤其是大脑皮质、间脑和中脑最为严重。其后遗症表现为认知损害、记忆力丧失、情感反应幼稚、行为障碍、运动失常或瘫痪、共济失调和语言失常等神经、精神症状。

儿童运动失常可以通过康复治疗获得改善或康复，但多数康复的患者存在心理和行为缺陷。经 3 ～ 17 年，患者出现癫痫、视神经萎缩和抑郁症等滞后的后遗症。精神失常多见于成人患者，经过积极治疗多数症状可在半年内消失。

10. 孩子感染乙脑家长应该怎么做

家长察觉孩子有发热、头痛、呕吐、惊厥、意识障碍等症状时，应高度重视，及时送医。在整个病程中，如果体温超过 38.5℃，可采取温水擦浴等物理降温方法，多饮水，及时进行体温监测。降温效果不理想的可遵医嘱口服退烧药进行退热，当出汗特别多时，要及时地更换衣裤，提高舒适度，同时避免着凉。患儿病情较重时，应卧床休息，照顾者每两小时协助患儿翻身、拍背一次。患儿应穿宽大、干净、透气的棉质衣裤，保持床单、被套干净整洁，房间多开窗通风。

关于饮食，在病重期间，为患儿准备清淡、高热量、高蛋白、易消化的流质饮食，多吃水果蔬菜，注意补充维生素，加强营养，防止继发感染。留有后遗症的患儿，家属可带其到专业的康复机构进行功能训练和康复。

11. 乙脑有疫苗吗？

有。乙脑疫苗是预防乙脑最经济有效的措施，接种后预防率为 60% ～ 90%。目前我国接种的乙脑疫苗种类主要有减毒活疫苗（国家免费）和灭活疫苗（二类疫苗，收费）。按照《扩大国家免疫规划实施方案》的要求：

①乙脑减毒活疫苗（2 剂次）接种。8 月龄和 2 周岁各

接种 1 剂次。

②乙脑灭活疫苗（4 剂次）接种。8 月龄接种 2 剂次，第 1、2 剂次间隔 7 ～ 10 天，2 周岁和 6 周岁各接种一剂次。

乙脑减毒疫苗是活疫苗，保留一定活性，病毒可在体内增殖，长时间与免疫细胞发生作用，诱导较强的免疫力，注射次数少，免疫效果好，而且便宜；灭活疫苗安全性更好，有免疫缺陷的宝宝应选择灭活疫苗。

对居住或前往乙脑病毒传播高风险地区的成人来说，推荐接种 1 剂次乙脑减毒活疫苗或 2 剂次乙脑灭活疫苗。

12. 我们该如何预防乙脑

（1）接种疫苗

儿童按常规免疫程序完成相应乙脑疫苗接种或补种。

既往未接种过乙脑疫苗的易感人群接种 1 剂次乙脑减毒活疫苗或 2 剂次乙脑灭活疫苗（间隔 7 ～ 10 天）。

（2）防蚊灭蚊

居家安装纱门、纱窗，使用蚊帐、蚊香；避免在蚊虫活动的高峰期，在猪舍、其他动物畜舍或蚊虫较多的地点附近活动；穿浅色长袖衣裤，身体裸露处使用防蚊药剂，避免蚊虫叮咬，降低感染风险。

（3）做好家畜、家禽管理

保持家畜、禽舍卫生。有条件可定期对畜舍进行喷洒消杀灭蚊；人居住地尽量远离猪、牛等牲畜豢养地，减少与牲畜接触。

（4）及时就医

乙脑流行季节出现发热、头痛、呕吐、嗜睡等症状，应及时就诊，明确诊断和治疗。

小西老家在农村，家家户户养着一两头过年用的大肥猪，夏季炎热，蚊虫多，医生认为小西很有可能是在老家被携带乙脑病毒的蚊虫叮咬而导致发病。

十五、艾滋病："艾妈妈"也能生育健康的宝宝

"放下恐惧的心，拿起防护的盾，坚守自爱的念，斩断注入的毒，人人从己做起，让艾滋病灰飞烟灭！"昊昊妈妈坐在窗边望着熟睡的儿子发呆，回想着某天网络上看到的艾滋病宣传语，陷入了沉思……眼泪不自主地往下流。

熟睡的昊昊在一阵剧烈地咳嗽后撕心裂肺地哭闹起来，瞬间把妈妈的思绪拽了回来，昊昊又醒了，妈妈赶紧将昊昊抱起来，一边走着一边轻轻地拍着小棉被，嘴里哼着昊昊喜欢的儿歌……

时钟嘀嗒嘀嗒，妈妈的手已经麻木了，昊昊终于停止了咳嗽，妈妈刚松一口气准备放下儿子，昊昊却又嘤嘤地闹腾起来，像哭声又像不舒服的呻吟声。尖锐的声音刺痛着妈妈的心，只能又抱起昊昊边走边哄着。最后昊昊哭得声音沙哑，大概是哭累了，微微闭上了眼睛，因哭泣和咳嗽而颤抖

的小身体紧紧依偎在妈妈胸口睡着了。

看着昊昊红扑扑的脸颊和红肿的眼睛，妈妈的眼泪大颗大颗地往下落……

昊昊已经 4 个月了，可比同龄的孩子更小、更瘦，面色也呈现苍白病态状……

是的，昊昊病了，从他一出生就生病了。

昊昊是家里的老二，他还有一个健健康康、活泼好动的姐姐。昊昊妈妈平时在家种地，爸爸在省城打工，妈妈在怀昊昊时，一个人带着大的还要忙着家里的活儿，又自觉身体很健康，所以没心思也没空到县里医院做产检。

直到预产期前两天，爸爸才回到老家送妈妈去医院待产，因为第一胎是剖宫产，这一次也不例外，所以做了全身检查。当拿到报告时，爸爸妈妈都愣在原地——妈妈居然是艾滋病病毒（HIV）感染者！这对一家人来说，简直就是晴天霹雳！爸爸和肚子里的宝宝也有被感染的风险，需要马上完善相关检查，并开始服用抗病毒治疗药物。

不久后，昊昊出生了，他还没有尝过一口妈妈的甘甜的乳汁，就得习惯配方奶的味道，还要服用阻断治疗药齐多夫定糖浆。医生说了，这种药需要连续服用 42 天，每天必须定时定量服用。有时昊昊会把药吐出来，妈妈赶紧又给他重新喂入，生怕剂量不足，影响疗效。

昊昊出生 42 天和 2 个月时，先后 2 次采集足跟血进行HIV-DNA 检测，病毒 DNA 均为阳性，确诊为 HIV 感染者。

妈妈觉得天都快塌下来了，抱着昊昊一直哭。

天气越来越冷，昊昊比同龄的娃娃更"脆弱"，开始咳嗽、呼吸急促、吃不下奶粉、体重越来越轻……

医生检查后告诉妈妈，昊昊嘴巴里出现了不规则分布的柔软的色白如雪的小斑点，这是感染口腔白念珠菌的症状，而且昊昊还有肺部感染和重度营养不良，昊昊出生后大部分时间都在医院度过。

1. 艾滋病是什么

艾滋病又称获得性免疫缺陷综合征。它是由 HIV 感染引起的一种慢性全身性传染病。

有研究认为，艾滋病起源于非洲，后来由移民者带入美国。1981 年美国疾病预防控制中心在《发病率与死亡率周刊》上登载了 5 例艾滋病患者的病例报告，这是世界上第一次有关艾滋病的正式记载。1982 年，这种疾病被命名为"艾滋病"。1985 年，一位到中国旅游的外籍人士患病入住北京协和医院后很快死亡，后被证实死于艾滋病，这是我国第一次发现艾滋病病例。

2. 艾滋病可怕在哪里

　　HIV 感染的可怕之处在于它进入人体后能轻松捣毁我们的免疫系统，使身体失去抵抗细菌、病毒、真菌和寄生虫等病原体的防御"大军"。感染者最开始的数年至 10 年或更长的时间内可以是没有任何临床表现的潜伏期，一旦发展为艾滋病，就会出现各种机体抵抗力下降的症状。一般初期的症状如同普通感冒、流感样，可有全身疲劳无力、食欲减退、发热等。随着病情的加重，症状日渐增多，如皮肤、黏膜出现单纯疱疹、带状疱疹、紫斑、淤血等。以后渐渐侵犯内脏器官，出现原因不明的持续性发热，可为 3 ～ 4 个月。还可能出现咳嗽、气促、呼吸困难、持续性腹泻、便血、肝脾大，以及并发恶性肿瘤等，但并非每个患者都会出现上述所有症状，临床症状复杂多变。

患者后期会因发生恶性肿瘤，长期消耗，以至全身衰竭而死亡。目前医学领域尚无预防艾滋病的有效疫苗，也没有治愈艾滋病的药物和方法。

3. HIV 究竟是怎么破坏人体免疫系统的

HIV 作为一种 RNA 病毒，单靠自己无法繁衍后代，必须依赖所寄生的宿主细胞才能实现"家族"的强盛。在人体免疫系统中，细胞膜表面带有 CD4 分子标记的 T 淋巴细胞就成了 HIV 的主要攻击目标。HIV 占领 $CD4^+T$ 淋巴细胞后，其遗传物质 RNA 会逆转变成 DNA，病毒 DNA 接着进入细胞核，整合到人体 DNA 当中，然后就可以利用宿主细胞营养丰富的养料进行大量的繁衍。所以 HIV 的入侵是一种非常高级的手法。HIV 进入宿主稳住阵脚后，野心也更盛，它们组装出新的病毒颗粒并释放出去，继续拓展领地，感染更多 $CD4^+T$ 淋巴细胞，人体免疫系统被不断侵蚀后功能不断下降，因而易于感染多种疾病。

4. CD4⁺T 淋巴细胞又是什么

$CD4^+T$ 淋巴细胞是人体的一种免疫细胞，也是免疫防御系统的一线指挥官，在保卫人体健康中起着重要的作用。当人体遭受病原体侵袭时，它能像哨兵一样及时敏锐地判断识别危险，组织免疫细胞参与战斗，对入侵者进行轰炸围剿，让入侵的病原体缴械投降、灰飞烟灭。被 HIV 占领的 $CD4^+T$ 淋巴细胞，无法履行自己的职责，对病原体视而不见，任由其横行，最终导致防御系统崩塌，再难挽回颓势。

5. HIV 能被完全消灭吗?

经过多年的努力，医学专家已经找到克制 HIV 的办法——抗反转录病毒治疗（ART），但依然没有能够完全消灭它的方法。抗病毒药物可以限制病毒繁殖，使病毒维持在较低水平，低到没有破坏免疫系统的能力，从而阻止病毒肆意传播。HIV 感染者只要坚持服药，免疫力能够逐步恢复，寿命也能接近正常人。但是 HIV 十分狡猾，它会一边攻城略地，一边建造"病毒存储库"，保存实力，使其难以被彻底清除。虽然它在与抗病毒药物的厮杀中节节败退，损伤惨重，最后假装投降，躲藏在存储库中的病毒保持静默状态不再具有攻击能力。但是，一旦治疗中断，静默的 HIV 可随时被激活，再次活跃复制、卷土重来。所以，抗病毒治疗是一场旷日持久的拉锯战，不能有一天的懈怠，即使是看似很"健康"的艾滋病患者"药也不能停"。

6. 艾滋病与 HIV 感染是一样的吗？

艾滋病与 HIV 感染肯定是不一样的。感染 HIV 后，若获得控制（有些 HIV 感染者不须药物即可控制）或在发病前的潜伏期，则称为 HIV 感染者。唯病发之后出现相关症状者，才称为艾滋病患者。HIV 感染者要经过数年，甚至长达 10 年或更长的潜伏期后才会发展成艾滋病患者。

7. HIV 是怎么传播的

HIV 主要存在于人体体液中，包括人体血液、精液、阴道分泌物、胸腹水、脑脊液、羊水和乳汁等。

它的传播途径主要有：

①性接触传播，包括不安全的同性和异性性接触。

②血液及血制品传播，主要发生于共用针具静脉注射毒品，不安全、不规范的介入性医疗操作，文身等。

③母婴传播，包括胎儿在子宫内感染、新生儿经产道分娩时感染和出生后通过母乳喂养感染。

8. 母婴传播是如何实现的

HIV 从妈妈传播给宝宝有三条感染途径：

①宝宝像一粒种子，在妈妈子宫里生根发芽，通过一根长长的脐带和胎盘与妈妈建立亲密关系，妈妈依靠胎盘和脐带源源不断地向宝宝输送营养物质，供宝宝成长。如果妈妈血液中含有大量的 HIV，那么 HIV 也就有可能穿过胎盘，经脐带传递到宝宝体内，危害宝宝的健康。

②十月怀胎，瓜熟蒂落，宝宝到了与妈妈分离、独自成长的时候，妈妈的阴道早已变得柔软，便于宝宝顺利降生，同时妈妈阴道分泌物携带的大量 HIV 正兴奋不已，准备寻找新的宿主，开拓更广阔的领域。分娩时，短短的路程对宝宝

和妈妈来说却十分艰难，稍有不慎，宝宝很容易受到伤害。如果宝宝娇嫩的皮肤稍有损伤，就会给 HIV 可乘之机，导致宝宝被感染。

③宝宝出生后，母乳是天然的美食，如果妈妈乳汁中含有大量的 HIV，宝宝也会因为口腔、消化道直接接触含 HIV 的乳汁而感染。

g. 感染 HIV 的妈妈可以生育健康的宝宝吗？

当然是可以的，艾滋病母婴阻断一直是艾滋病防控的重点。联合国艾滋病规划署承诺 2025 年之前消除 HIV 母婴传播。

我国预防艾滋病母婴传播工作已经开展了 20 多年，成效显著，从 2011 年到 2020 年，母婴传播率从 7.4% 下降到 3.6%。艾滋病母婴阻断的 3 个

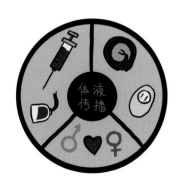

步骤为应用抗 HIV 药物、适宜的安全助产和科学的婴儿喂养。

10. 感染 HIV 的爸爸妈妈怎样才能生出健康的宝宝呢？

爸爸妈妈孕前需要在专科医生指导下，选择最佳时机要宝宝。

对于爸爸阳性妈妈阴性的家庭，爸爸要服用抗病毒药物控制体内病毒，直到血液中检测不到病毒时，妈妈可在排卵期自然受孕。如果爸爸没有完全抑制病毒，又急着要宝宝，妈妈必须在性生活前 20 天到性生活后 1 个月连续服用预防暴露药物。妈妈还必须进行 HIV 抗体检测，只要妈妈没有被感染，就能生下健康的宝宝。

对于爸爸阴性妈妈阳性的家庭，在妈妈接受抗病毒治疗，且病毒持续控制的情况下可选择排卵期自然受孕或者体外受精。整个妊娠过程妈妈都要坚持服药，定期检查，保障宝宝安全。

11. 感染 HIV 的妈妈在分娩时如何现实母婴阻断？

严格按照医生指导，尽早到医院待产。如果孕妈妈抗病毒治疗效果较好，可采用自然分娩，在分娩过程中医生会提供安全的助产服务，尽量避免可能增加 HIV 母婴传播风险的操作：会阴侧切、人工破膜、使用胎头吸引器或产钳助产、宫内胎儿头皮监测等损伤性操作，以减少在分娩过程中 HIV 传播的概率。如果孕妈妈抗病毒治疗效果不好，应在妊娠 38 周计划剖宫产，以尽量减少宝宝感染 HIV 的风险。

12. 在感染 HIV 的妈妈分娩后，怎么预防宝宝感染？

在宝宝出生后，立即联系疾病预防控制机构咨询 HIV 暴露后预防。阳性妈妈所生宝宝在出生 6 小时内按照出生体重尽快服用抗病毒药物，具体服药方案根据暴露风险而确定。一般首次服药时间不超过暴露后的 72 小时（越早服药，效果越好），服药足疗程（28 天）后，阻断的成功率非常高，阻断失败的概率大概只有 0.5%。

产后喂养指导：被 HIV 感染的孕妈妈所生宝宝最好实施人工喂养，避免母乳喂养，杜绝混合喂养。因为妈妈的母乳中含有 HIV，宝宝出生后喝婴幼儿配方奶粉能减少母婴传播的风险。若经济条件不好，只能选择母乳喂养时，一定要坚持正确的纯母乳喂养，且在整个哺乳期间必须坚持服用抗病毒药物，喂养时间最好不超过 6 个月。

敲重点，大家必须记住了——绝对不能混合喂养。这是因为混合喂养时，食物和水易使宝宝肠道发生过敏和炎性反应，损伤肠黏膜，会给 HIV 入侵创造机会。

13. 如何判断宝宝没有被感染？

感染 HIV 的产妇所生宝宝在出生后 48 小时内、6 周及 3 个月做 HIV 核酸检测，以进行 HIV 感染早期诊断。HIV 核酸检测阴性则表示母婴阻断成功。若宝宝 HIV 核酸检测结果有 2 次为阳性，考虑母婴阻断失败，宝宝感染 HIV。

即使早期诊断检测结果为阴性或未进行早期检测，宝宝还需在 12 月龄进行 HIV 核酸和抗体检测。月龄 HIV 抗体检测结果阴性者，用另外一种检测试剂再次检测；结果再次阴性者，排除 HIV 感染，表示 HIV 母婴阻断成功；12 月龄抗体检测结果为阳性，则继续随访至 18 月龄，应及时行补充试验明确感染状态。

　　最后，HIV 感染者成为"绝症"的时代已经过去，只要坚持用药，定期随访，预防机会性感染，HIV 感染者同样能像其他孩子一样正常上学和生活。

　　昊昊妈妈如果在孕前有体检，孕期有产检能够及时发现自己感染了 HIV，然后接受系统治疗，"艾"妈妈也是完全可以生出一个健康的宝宝的。

十六、胎传梅毒：坚持治疗，"梅"有烦恼

又到了小葡萄洗澡的时间啦！妈妈脱下小葡萄的衣服，发现小葡萄脖子下方有一个红红的小疹子，妈妈抱怨着可恶的蚊子把小葡萄咬了，一阵心疼。洗完澡后，妈妈给小葡萄涂了些驱蚊水在身上，希望蚊子能离小葡萄远远的。

第二天，妈妈依然惦记着小葡萄的"蚊子包"，掀开衣服一看，之前黄豆粒大小的丘疹居然变成了指甲盖大小的片状红斑。妈妈担心小葡萄是过敏，带着小葡萄就去医院皮肤科找医生了。医生检查后也怀疑是过敏性皮炎，开了抗过敏软膏，嘱咐爸爸妈妈按时给小葡萄涂药。

爸爸妈妈按照医嘱涂了几天药，小葡萄的症状不仅没有改善，红斑周围还出现了鳞屑，更糟的是小葡萄身上其他地方也相继出现了相同的斑疹和红斑，大小不等。

爸爸妈妈又带着小葡萄到了医院。医生仔细查看小葡

201

萄全身，还抽了血做详细化验，结果显示：梅毒血清学呈阳性。医生说，小葡萄感染了早期胎传梅毒。

妈妈不可置信地望着医生："梅毒？孩子这么小怎么会感染梅毒呢？"医生问："你在孕前期和孕期有没有定期做产检？"妈妈答道："我孕期在农村老家养胎，去医院不方便，而且我觉得我们身体都挺健康的，偶尔做一次检查。"医生给爸爸妈妈也做了检查，爸爸妈妈的梅毒血清学也是阳性，但妈妈全身没有发现异常，爸爸生殖器龟头有一 0.5 cm×0.5 cm 大小溃疡愈后瘢痕，双侧腹股沟淋巴结有 3～4 个黄豆粒大小的结节。爸爸想起来，他一年前曾长过溃疡，以为是不小心破了皮，过一段时间自己就好了，也就没在意，没想到竟然是梅毒的症状。无辜的小葡萄居然得了梅毒，爸爸懊恼地蹲在墙边，不敢看妈妈和小葡萄。

医生说，小葡萄感染的是早期胎传梅毒，需要全家一起治。

1. 关于梅毒，你知道多少

梅毒是由梅毒螺旋体引起的一种慢性、系统性的性传播疾病，可分为先天性梅毒（胎传梅毒）和后天获得性梅毒。

梅毒可以可引起神经、心血管等多系统损害，甚至威胁生命。梅毒可通过胎盘传染胎儿，导致自发性流产、死产或先天性梅毒等。感染梅毒还会促进艾滋病的传播。

据《中华人民共和国传染病防治法》，梅毒被列为乙类传染病。梅毒呈世界性流行，据世界卫生组织估计，全球每年约有1 200万新发病例，虽然梅毒一直存在有效的治疗方法，但是它仍然是一个重大的全球健康问题 。全球每年有100万例妊娠并发胎传梅毒。我国孕产妇梅毒管理的工作目标是："梅毒感染孕产妇梅毒治疗率达95%，所生儿童预防性治疗率达95%，先天性梅毒报告发病率下降为15/10万活产以下。

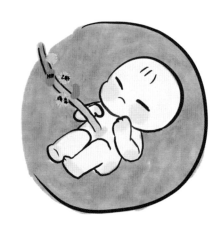

2. 梅毒是怎么传播的

梅毒螺旋体广泛存在于感染者的血液、精液、乳汁和唾液中。被梅毒螺旋体感染的人是梅毒的传染源。

梅毒的传播途径和艾滋病一样，主要是性传播、母婴传播、血液传播。性传播是指性接触时梅毒螺旋体由皮肤黏膜的微小破损进入人体；母婴传播是梅毒螺旋体可以通过胎盘及脐带由母亲传染给胎儿；输入被梅毒螺旋体感染的血液也可能造成血液传播。

3. 感染梅毒后会有哪些表现

根据梅毒的症状，可分为一期梅毒、二期梅毒、三期梅毒、隐性梅毒。

一期梅毒：感染早期，在外生殖器会长一些小红斑，小红斑会快速变成小丘疹，几天后小丘疹扩大成硬结，表面溃烂有分泌物，此时传染性极强，经过治疗后 1～2 周消退。如果不治疗 3～4 周或更长时间也会自然消退。就像小葡萄爸爸那样"一闪而过"的症状，根本没引起他的注意。

二期梅毒：若患者此时还庆幸自己逃过一劫，拒绝就医，那么梅毒螺旋体或许已经随血液游遍全身，慢慢侵犯皮肤、黏膜、骨骼、内脏、心血管以及神经系统。几个星期后，全身多处会出现各种形状的梅毒疹，皮疹内含大量梅毒螺旋体，传染性也很强。

三期梅毒：如果此时依然未接受正规治疗或治疗不充分，症状经2～3个月会自然消退，而梅毒螺旋体则潜伏在人身体内，经过3～4年或更长时间发展成三期梅毒（晚期梅毒），造成更严重的皮肤问题，以及骨骼、内脏和神经损害，造成严重后果。

隐性梅毒：感染后没有明显的症状，或者症状很快就消失，不足以引起注意，往往需要医学筛查才能发现，常导致漏诊、误诊。隐性梅毒依然具有传染性，给防治工作增大了难度，更值得我们警醒，须时刻做好防范措施，杜绝梅毒传播。

4. 胎传梅毒是怎么回事

在妊娠期发现或发生的梅毒感染，称为妊娠梅毒，可通过胎盘传播影响胎儿。妊娠梅毒大多为隐性梅毒，不易被察觉。孕妇没有接受产前检查，或在妊娠前或妊娠期间没有充分治疗梅毒，孕妇体内的梅毒螺旋体通过脐带游到胎儿体内就会发生胎儿感染，称为胎传梅毒。梅毒螺旋体可通过胎盘损害胎儿各脏器，最终有可能导致死产、流产、早产、新生儿死亡或胎传梅毒（先天性梅毒）。

感染后能顺利出生的宝宝既是幸运的，又是不幸的。在2岁内确诊的称为早期先天性梅毒，2岁之后确诊的称为晚期先天性梅毒。

早期先天性梅毒的孩子一般2岁前出现症状：发育不良、营养差、消瘦、脱水、皮肤松弛、貌似老人、哭声低弱、嘶哑、伴脱屑的斑丘疹、肝脾大、骨软骨炎、鼻塞和虹膜炎。晚期先天性梅毒的孩子会长到5～8岁才开始发病，出现骨损害、哈钦森牙（儿童门齿游离缘呈半月形缺损，表面宽，基底窄，牙齿排列稀疏不齐）、角膜炎、神经性聋。

5. 宝宝在什么时候最容易得胎传梅毒

梅毒螺旋体在孕期的任何阶段都可能穿过胎盘感染胎儿，先天性梅毒的风险与孕龄、母体的梅毒阶段、母体治疗和胎儿免疫反应都有关系。一般来说，胎儿越长大，被感染的可能性就越大。另外，孕妇是一期梅毒或二期梅毒，且没有经过治疗，胎儿感染的概率高，为 60% ～ 90%；孕妇是早期隐性梅毒，胎儿感染概率下降至 40%；孕妇是晚期隐性梅毒，则胎儿感染概率低于 10%。

新生儿在分娩期间接触含有梅毒螺旋体的母体分泌物或血液也有可能被感染。

6. 预防胎传梅毒，妈妈该如何做

梅毒能通过母婴传播，造成儿童感染梅毒螺旋体，危害儿童健康，应做好以下预防工作。

（1）孕前做好准备

梅毒虽神秘而又危险，但人类也是可以有效预防的，孕妈们首先要做的就是保护好自己，避免危险的性行为，固定性伴侣，在无怀孕计划时坚持选择避孕套，防止自身被感染。

计划怀孕前，完善孕前检查，筛查感染性相关疾病，如果发现自己感染梅毒，则要求配偶立即检查梅毒感染情况，并积极配合治疗，治愈梅毒，然后在妇产科医生指导下重新计划怀孕时间。

（2）养成良好生活习惯

整个妊娠过程，增强营养，注意劳逸结合，保持清洁卫生，内裤和毛巾单独清洗，性生活要有节制，禁止静脉吸毒等不良生活方式。

（3）定时产检，随时了解自身感染情况

怀孕后在正规医院建档，定期产检，并进行梅毒筛查。若在妊娠早期感染梅毒，也不必太过担忧，在医生的指导下进行全程的驱梅治疗，能获得较好的结局。妊娠早期，胎儿尚未感染，及时治疗母体梅毒，能有效阻断梅毒母婴传播，避免胎儿受感染。

即便是在妊娠晚期，胎儿感染梅毒概率高，一旦查出

梅毒感染，就应立即进行规范治疗，此时药物治疗孕妇的同时，也能治愈感染的胎儿。

7. 妊娠梅毒和胎传梅毒如何规范治疗

妊娠梅毒和胎传梅毒治疗方案成熟，医生会根据具体情况综合选择。

妊娠梅毒管理最重要的组成部分就是早期诊断和早期青霉素治疗。任何时候只要发现未经正规治疗的妊娠梅毒，都要及时治疗。治疗过程中最重要的事，必须敲黑板提醒大家：治疗方案必须全程、足量完成。若是孕妇因为不得已的原因耽搁了治疗，则应重新开始计算疗程并继续治疗。孕妇治疗的同时必须要求配偶一起进行治疗，从而避免再次感染。

梅毒的治疗，青霉素是首选药物，对于确诊或疑似感染的婴儿可以治愈疾病，从而预防先天性梅毒的后遗症。

8. 驱梅治疗药物会导致胎儿畸形吗？

目前治疗梅毒感染，青霉素是唯一确证有效的药物，并且青霉素毒性轻微。

常用长效青霉素（苄星青霉素和普鲁卡因青霉素），它们也不会导致胎儿畸形，且吸收慢，作用时间长，对妊娠梅毒有非常好的疗效。

青霉素唯一需要我们警惕的便是它的过敏反应，需要治疗梅毒的婴儿/儿童如果对青霉素过敏或发生了推测是青霉素引起的变态反应，美国疾病预防控制中心和美国儿科学会推荐先脱敏再用青霉素治。

9. 驱梅治疗结束就万事大吉了吗？

驱梅治疗结束后并不是万事大吉，务必记得定期随访。全程治疗结束后，每月去医院随访复查1次，评价治疗效果。若治疗后3～6个月血清学试验滴度未下降为1/4，或滴度上升4倍，或检测结果由阴转阳，则可能是治疗还不彻底，或再次被感染，应立即再次治疗。

10. 患梅毒的妈妈可以顺产吗？

可以！孕妇及时到医院待产，医疗保健机构会为梅毒感染孕妇提供适宜的安全助产服务，尽量避免可能增加梅毒螺旋体母婴传播的危险因素，减少在分娩过程中新生儿感染梅毒的机会。如果胎儿合并有其他危险因素，医生会根据情况考虑剖宫产。

11. 患梅毒的妈妈可以母乳喂养吗?

这个问题也要具体分析，要根据妈妈感染情况，在医生指导下，选择最合适的喂养方式。

①分娩前已完成规范驱梅治疗，且效果好，产后均可以母乳喂养。

②如果分娩前未规范治疗，或临分娩前 1～2 周才确诊者，暂缓直接母乳喂养，因为母乳喂养可引起宝宝感染，但乳汁经严格巴氏消毒后可以给宝宝吃。

③哺乳期发生梅毒感染，应暂停哺乳，尽快开始治疗，在规范驱梅治疗后可直接哺乳；治疗期间，乳汁经严格巴氏消毒后可以给宝宝吃。

12. 患梅毒的妈妈生出宝宝后需要做什么?

所有感染梅毒的孕产妇所生宝宝，都存在被感染的风险，所有患梅毒的孕产妇所生婴儿均应予以普鲁卡因青霉素预防性治疗，并进行梅毒感染相关检测，评估先天性梅毒的可能性及予以进一步处理和随访。

对确定感染的宝宝及时治疗，对不能明确诊断的，每3个月随访1次，直到18月龄排除诊断。

宝宝不幸感染胎传梅毒后，医生会根据脑脊液的情况、分期、青霉素是否过敏等情况综合制订用药计划。最关键的还是一定要按计划治疗，治疗期间如果错过某一天的治疗，则必须重复整个疗程。治疗结束后定期随访。

 小建议

◎ 先天性梅毒是一种可以预防的疾病，防永远大于治，务必重视预防。

◎ 对感染梅毒的孕妇进行早筛查、早诊断和早治疗，可以减少或消除先天性梅毒的发生，减轻医疗经济负担。

◎ 感染梅毒后，及时接受规范全程的驱梅治疗。

十七、结核病：是结核长到关节上了吗？

石头是一个可爱的 3 岁男孩子，家住农村，父母常年外出务工，石头是跟着爷爷奶奶生活的。最近，石头总是跟奶奶嘟囔着要抱着上学，说自己"脚脚痛"，奶奶自己忙着家里的鸡鸭并未重视石头的"撒娇"。一天，石头在院子里玩耍，不小心踩到小石子摔倒在地，奶奶才发现石头左侧膝关节肿胀，摸起来也烫烫的，奶奶想着孩子是摔到膝盖了，于是给石头敷上毛巾，哄着孩子睡了。不过，石头的膝盖一直没好，村医给开了药，也没什么效果，全家也没再重视石头嚷着"脚脚痛"的事儿了。

时间一晃就到石头 6 岁半，上小学了，在一次体育课上，石头跑步时摔倒，疑似骨折，老师把石头送到医院。医生给石头拍了片子，才说这可不是一般的骨折，这是病理性骨折啊。兜兜转转，石头最后确诊膝关节结核性滑膜炎，它的表现和关节炎很像：肿胀和积液，严重时候伴骨质破坏，甚至致残。

爷爷奶奶根本听不懂什么关节炎什么结核病，爸爸妈妈也不明白，甚至老师都很疑惑：结核不是长肺上的吗，怎么还长到关节上了？

1. 结核病可怕吗？

全世界约 1/4 的人口感染结核分枝杆菌，每年新发结核患者约 1 000 万。《2023 年全球结核病报告》显示，2022 年全球有 130 万人死于与结核病相关的疾病。2022 年估算的我国结核病新发患者数为 74.8 万。

结核病不仅患者数量庞大，而且致死率高。世界卫生组织 2019 年公布的全球死因数据表明：结核病是单一传染源的头号死亡原因，也是全球第 13 大死因。2022 年我国的结核病患者死亡数估算为 3 万。

2. 为什么要重视儿童结核病

在每年患结核病的人中，约 10% 为 15 岁以下儿童，由于我国结核病患病人数多，"十分之一"的体量非常庞大。

另外特别值得注意的是儿童的结核病死亡率还可能比其他人群更高。5 岁以下儿童的结核通常从原发性或潜伏性感染快速进展至结核病，粟粒性结核、结核性脑膜炎等重症结核病也更常见，也就是说，儿童结核病发病更快，重症更多。据 5 岁以下儿童结核病患病情况还能够推测出社区中近期和 / 或正在进行的结核病传播，所以应当重视儿童结核病的监测。

3. 结核病被谁忽视了

2022 年全球结核病诊断和治疗服务出现显著复苏，全球共有 750 万人被诊断出患有结核病，这是世界卫生组织自 1995 年开始全球结核病监测以来的最高数字。

我国调查显示，肺结核患者中有症状就诊比例仅为 47%，只有 54% 儿童结核病患者得到了妥善的治疗和 15% 儿童耐药结核病患者接受了对症治疗，患者重视程度不够；已经发现的患者仅 59% 的人在规则服药，服药依从性有待提高；我国公众结核病防治知识知晓率仅为 57%。

以上种种数据显示，结核病未得到应有的重视，结核病相关知识还需加强宣传教育。

4. 结核病就是肺结核吗？

结核分枝杆菌进入人体后，除了头发、牙齿，几乎所有人体组织、器官均可以发生结核病，除了我们熟知的肺结核，还可以发生在心脏导致结核性心包炎，发生在胸壁是胸壁结核，长在肠道是肠结核，还有肝结核、胃结核、脾结核、生殖器结核、结核性腹膜炎、结核性脑膜炎、脊柱结核、骨关节结核等。结核分枝杆菌长在肺以外的我们统称为肺外结核，骨关节结核占肺外结核的 1% ~ 3%，其中脊柱结核占骨关节结核的 70%。

常见的儿童肺外结核包括浅表淋巴结结核以及中枢神经系统结核。新生儿进展至粟粒性结核及结核性脑膜炎的风险最高。

5. 儿童结核病的症状是什么

肺部疾病及相关胸内淋巴结肿大是儿童肺结核常见的

临床表现。儿童肺结核的常见症状包括：

①未改善且已存在持续 3 周以上的慢性不间断咳嗽。

②发热超过 38℃至少持续 2 周，并已排除了发热的其他常见病因。

③体重减轻或生长迟滞（基于儿童生长曲线表）。

5 ～ 10 岁儿童可能表现为无临床症状，不拍个胸片不会发现患肺结核，相比之下，婴儿肺部疾病的症状和体征会明显一些。虽然专家如是总结了，但是，这些症状相当非特异性，比如体重减轻、慢性咳嗽及症状持续时间方面和其余肺部疾病表现差不多，普通百姓是很难通过这些症状识别肺结核的。

肺外结核的临床表现因感染部位不同表现不同，因为特异性不强且复杂，我们不做详细介绍。

6. 宝妈们请警惕围生期结核病

围生期结核病可为一种危及生命的感染；先天性结核病和新生儿结核病的死亡率约为 50%。

先天性结核病较罕见，最常与母亲结核性子宫内膜炎或播散性结核病相关。通过胎盘和脐静脉经血行传播或通过胎儿吸入（或摄入）受感染羊水，获得先天性结核病。

新生儿出生后暴露于某个传染性结核病患者（通常是其母亲）的呼吸道分泌物飞沫后，发生新生儿结核病。这比先天性结核病更常见，且新生儿结核病的诊断有助于发现母亲既往未知的结核病诊断。

对于先天性或新生儿结核病病例，应对患儿的母亲或身边其他有症状的人进行评估、治疗。

7. 结核分枝杆菌是如何传播的

结核病的流行同样包括传染源、传播途径、易感人群这三个环节。

（1）传染源

结核病的传染源通常为正在排菌的肺结核患者。当一个人被结核分枝杆菌感染，并且由于抵抗力低下等，结核分枝杆菌开始在他的体内大量繁殖而导致其发病成为结核病患者。此时，结核分枝杆菌会迅速地在肺部造成损害，把原本像海绵一样有弹性而且有气体交换功能的肺变得像奶酪一样脆弱易碎，被破坏的肺组织容易溶解而形成肺部空洞，结核分枝杆菌会在这些"洞穴"中继续大量繁殖，此时的患者在咳嗽、咳痰时，会排出大量的结核分枝杆菌，可以在这类患者所咳出的痰中通过涂片检查检测出结核分枝杆菌，因此被称为涂阳肺结核患者，他们是结核病的主要传染源。患者痰中的结核分枝杆菌越多，其传染的危险性越大。

（2）传播途径

结核分枝杆菌通常通过呼吸道传染，以飞沫传染为最主要的方式，咳嗽、打喷嚏是肺结核患者产生飞沫的主要方式。当涂阳肺结核患者咳嗽、打喷嚏时，健康人可以因吸入患者喷出的带有结核分枝杆菌的飞沫而受到感染。当人咳嗽时，每次排出的飞沫数约为3 500个，一次喷嚏则可排出飞沫达100

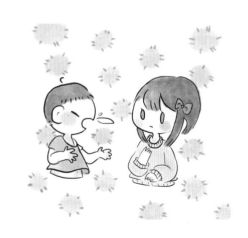

万个，而平时滔滔不绝说话 5 分钟所排出的飞沫数相当于一次咳嗽，这些飞沫可较长时间悬浮于空气中，在空气不流通的室内可悬浮 5 小时之久。

（3）易感人群

人群对于结核分枝杆菌普遍具有易感性，也就是说，所有的人都有可能感染结核分枝杆菌而发病。

8. 如何预防结核病

结核病的预防措施包括：

①接种卡介苗。卡介苗是一种减毒活疫苗，用以预防结核病。卡介苗是全球应用最普遍的疫苗，1921 年首次应用于人类，其接种人数超过 30 亿。我国要求新生儿出生 24 小时内注射一剂。卡介苗是我国免疫规划内的疫苗，带有强制性，也是免费的。卡介苗在第三章我们会有进一步介绍。

②补充营养。营养不良是结核病的重要危险因素，许多自然病程研究均表明补充营养可降低患病风险。

③化学药物预防。对于高危人群，如密切接触者、HIV

感染者、长期使用糖皮质激素及免疫抑制剂者、糖尿病患者等，可以服用异烟肼和（或）利福平进行预防，具体遵医嘱。

④筛查和治疗结核分枝杆菌潜伏感染（潜伏性结核病）。

g. 结核病的治疗

在链霉素、利福平等抗结核药物发明之前，结核病几乎是不治之症，而现在结核病可防可治。自 2000 年以来，通过结核病的诊断和治疗估计挽救了 6 600 万人的生命。即使是耐药的结核病患儿的治疗成功率也较高，治疗成功率为 78%。

常用的抗结核药物有：异烟肼、利福平、链霉素、吡嗪酰胺、乙胺丁醇等。药物治疗，专业上称为化学治疗，它的原则是：早期、联合、适量、规律、全程。

（1）早期

结核病的早期病变没有或很少有干酪样坏死，为可逆性病变，治疗后病灶可以完全吸收。在早期病变中，结核分枝杆菌生长繁殖活跃，而对于生长繁殖越活跃的结核分枝杆

221

菌，抗结核药物的抗菌作用越强；治疗越早，疗效越好。

（2）联合

根据病情及抗结核药物的特点，联合使用两种以上药物，提高疗效，减少和预防耐药菌的产生。

（3）适量

严格遵照药物剂量用药。剂量不足会影响疗效，产生耐药性；剂量过大容易发生药物不良反应。

（4）规律

严格按治疗方案规定用药，不可随意更改方案、遗漏或者随意中断用药，避免细菌产生耐药。规律用药可以减少耐药，提高疗效，减少复发，是保证化学治疗成功的关键。

（5）全程

患者必须按照治疗方案，坚持完成规定疗程，不能任意缩短疗程，提前停药，也不能任意延长疗程，拉长用药时间，这是提高治愈率和减少复发率的重要措施。

现有的结核病治疗方案成熟且可根据患者年龄、依从性、耐药性等制订个性化方案，但是化学治疗方案总疗程6～8个月，是一个比较漫长过程，需要患者坚持。

10. 结核病患者居家需要注意什么

①结核病可防可治，积极治疗，坚持服药，能彻底治愈，不必有过大的心理负担。

②开窗通风，保持空气新鲜，可有效降低室内结核分枝杆菌密度。

③患者咳嗽或者打喷嚏时，应当避让他人、遮掩口鼻。

④不随地吐痰，要将痰液吐在有消毒液（如 0.5% 的 84 消毒液）的带盖痰盂里，不方便时可将痰吐在消毒湿纸巾或密封痰袋里。接触痰液后用流动水清洗双手。

⑤餐具煮沸消毒或用消毒液浸泡消毒，同桌共餐时使用公筷，以防传染。

⑥衣物、寝具、书籍等污染物可在烈日下暴晒杀菌。

⑦居家治疗的肺结核患者，应当尽量与他人分室居住，保持居室通风，佩戴口罩，避免家人被感染。

⑧尽量不去集市、商场、车站等人员密集的公共场所。如必须去，应当佩戴口罩。

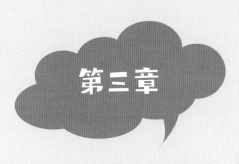

第三章

打开天窗，
揭开疫苗的"面纱"

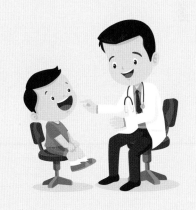

疫苗的发明和预防接种是人类伟大的公共卫生成就，接种疫苗是预防、控制传染病最有效的手段。据统计，目前全球因为疫苗的使用，每年可使300余万人免于死亡，75万儿童免于残疾。世界各国政府均将预防接种列为最优先的公共预防服务项目。

我国通过接种疫苗，实施国家免疫规划，有效地控制了已有疫苗传染病的发病。中国疾病预防控制中心调查数据显示：通过口服小儿麻痹糖丸，自1995年后，我国即阻断了本土脊髓灰质炎病毒的传播，使成千上万孩子避免了肢体残疾；普及新生儿乙型病毒性肝炎（简称乙肝）疫苗接种后，我国5岁以下儿童乙型肝炎病毒（简称乙肝病毒）携带率已从1992年的9.7%降至2014年的0.3%；20世纪中期，我国麻疹年发病人数曾高达900多万，至2020年，发病人数已不到1 000例；普及儿童计划免疫前，白喉每年可导致数以十万计儿童发病，2006年后，我国已无白喉病例报告。20世纪60年代，我国流脑发病率最高年份的发病人数曾高达304万，至2020年，发病人数已低于200；乙脑最多年报告近20万例，2017年发病数仅千余。疫苗接种取得的成绩万众瞩目，《西太平洋区域疫苗可预防疾病和免疫战略框架（2021—2030 年）》提出：争取在 2030 年前使西太平洋区域消除通过疫苗可预防疾病的发病、死亡和残疾。疫苗接种是保证目标顺利完成的非常重要的手段。

　　无疑，接种疫苗来预防"疫苗可预防疾病"是一种"高性价比"的选择，但仍有相当多的人质疑接种疫苗的必要性，推迟或拒绝接种疫苗。因此，认识疫苗，揭开疫苗的神秘面纱，和疫苗坦诚相见，能让公众更好地接受疫苗。

一、认识疫苗

1. 什么是疫苗

疫苗是一种生物制剂，由病原体及其代谢产物通过人工合成，接种到人体后可使机体产生相关疾病的免疫力。将少量细菌或病毒及其代谢产物接种到机体，但是这种细菌病毒量少，而且经过灭活或者减毒处理，"毒力"微弱不足以致病，却足够"唤醒"免疫应答，使机体产生特异性抗体或细胞免疫反应，从而产生针对该种病原体的抵抗能力，形成"免疫记忆"。

疫苗的作用就是让身体做一次模拟演练，通过演练获取应对某传染病的经验、产生某传染病的抗体，在日后遇到相关传染病时因为具备抗体这种"硬核武器"而更有可能取得作战大捷。接种疫苗的目的就是让身体提前获得抗体，防患于未然。

2. 疫苗的分类

疫苗有不同的类型，如表3。不同类型的疫苗具备不同的特征，这些特征决定了疫苗的作用机制。

表3　不同类型疫苗

减毒 活疫苗	细菌：卡介苗
	病毒：乙脑减毒活疫苗、口服脊髓灰质炎疫苗、麻疹疫苗、流行性腮腺炎疫苗、轮状病毒疫苗、风疹疫苗、黄热病疫苗
灭活 疫苗	细菌：全血百日咳疫苗
	病毒：乙脑灭活疫苗、灭活脊髓灰质炎疫苗
亚单位 疫苗	蛋白质基质疫苗：乙肝疫苗、无细胞百日咳疫苗
	多糖疫苗：脑膜炎奈瑟菌多糖疫苗、肺炎球菌多糖疫苗、伤寒 Vi 多糖疫苗
	结合疫苗：B 型流感嗜血杆菌（Hib）结合疫苗、A 群和 B 群脑膜炎奈瑟菌结合疫苗、肺炎球菌结合疫苗（PCV-7、PCV-10、PCV-13）、伤寒 Vi 结合疫苗
类毒素	破伤风类毒素、白喉类毒素

3. 什么是减毒活疫苗

减毒活疫苗就是我们常说的"活"疫苗。初步制成的疫苗制品经过人工处理，使其毒力降低到不会使人发生疾病，但又可以刺激人体产生免疫力，这样的疫苗就叫作减毒活疫苗。卡介苗、麻疹疫苗、甲肝减毒活疫苗、水痘疫苗等都是减毒活疫苗。

4. 灭活疫苗是什么

灭活疫苗不是"活"的，所以也可以称为"死"疫苗，一般比减毒疫苗更安全，疫苗的致病毒性能被清除，仅剩下对人体有益的部分用于刺激人体产生免疫力，没有致病的风险。肺炎球菌多糖疫苗、乙脑灭活疫苗、肠道病毒71型灭活疫苗等都是灭活疫苗。

5. 减毒活疫苗和灭活疫苗哪个更安全

无论是减毒活疫苗还是灭活疫苗，对正常健康状态的人群而言都是安全的。

只有部分疫苗既有减毒活疫苗又有灭活疫苗，那么从"毒力"上讲，"死"疫苗"毒力"更低，所以比"活"疫苗更安全，但是灭活疫苗带来的"保护力"也会比减毒活疫苗弱。选择乙脑减毒活疫苗接种时，只需要接种两剂次，但选择乙脑灭活疫苗接种时，则需要"打"4针。对于免疫异常的人群，经过评估后对于某些疫苗会建议接种灭活疫苗，这一点在后文中还会提到。

6. 有包防百病的万能疫苗吗？

没有。人体对不同的细菌或病毒会产生不同的抗体，称为特异性抗体。打个比方，红色菌进入身体后产生的红色抗体只能对抗红色菌，三角形病毒进入身体后产生的三角形抗体只能对抗三角形病毒，这就是"特异性"。这也能解释，为什么流感疫苗每年都要打，因为流感病毒每年都有变化，所以每年打的流感疫苗虽然面上的名字一样，针里的"内容"可不一样哦。

7. 什么是免疫球蛋白

免疫球蛋白（Ig）是指具有抗体活性或化学结构，与抗体分子相似的球蛋白，所以免疫球蛋白约等于抗体。其对人体具有免疫作用，能阻断病原体对人体产生的危害。

8. 疫苗和免疫球蛋白有什么区别

疫苗注射到人体内，它就会以病原体的形式刺激人体免疫系统主动迎战，产生针对这种病原体的特异性抗体，这个过程属于"主动免疫"。

而免疫球蛋白本身就是某种病原体的特异性抗体，这种抗体被注射进入人体后，可以立刻参战，直接参与抵抗同类病原体感染人体，注射免疫球蛋白属于被动免疫，通常在应急状态下使用。

所以，疫苗是病原体，打进人体以后慢慢激活免疫系统来产生抗体；免疫球蛋白是抗体，打进人体后可以立刻"参战"帮助身体打败入侵的病原体。

g. 为什么有时候需要同时注射疫苗和免疫球蛋白

当人体暴露于某种传染性病原体的情况比较严重时，可以同时注射预防该种传染病的疫苗和免疫球蛋白。以狂犬病为例：如果被狗咬伤的伤口比较严重，或者伤口比较接近心脏的位置，为了更有效地阻止狂犬病病毒感染人体，除了接种狂犬病疫苗外，还需要注射免疫球蛋白来为疫苗助力，加强抵抗狂犬病病毒的作用。

10. 当发生病原体暴露时只注射免疫球蛋白不注射疫苗可以吗？

以乙肝疫苗和乙肝免疫球蛋白为例：乙肝免疫球蛋白虽然就是乙肝抗体，能直接抵抗乙肝病毒感染人体，但乙肝免疫球蛋白是有半衰期的，它在人体内最多坚守岗位一个月，之后就会逐渐被清除掉，无法继续为健康保驾护航。

如果发生高危乙肝病毒暴露，只注射乙肝疫苗不注射免疫球蛋白也是不可取的，因为注射乙肝疫苗后需要经过一段时间之后才能产生乙肝抗体，为了避免乙肝病毒乘虚而入，需要注射免疫球蛋白增加身体的战斗力。

因此，当发生比较严重的病原体暴露后，需要主动免疫和被动免疫双管齐下，才能有效预防传染性疾病的发生。

11. 哪些地方可以接种疫苗

我们国家儿童计划免疫接种一般都是在社区卫生服务中心、妇幼保健院和当地疾病预防控制中心，有的综合性医院也有开展预防接种门诊，乡镇上在卫生院完成。

12. 自费疫苗和免费疫苗有什么区别

我国将疫苗分为两类，免疫规划疫苗和非免疫规划疫苗。其中免疫规划疫苗就是免费疫苗，是由国家出钱接种；非免疫规划疫苗是自费的，需要家长自费给孩子接种。

接种免疫规划疫苗是中国公民的权力，更是义务，是"必须"接种的。目前阶段免疫规划疫苗包括：乙肝疫苗、卡介苗、脊灰灭活疫苗、脊灰减毒活疫苗、百白破疫苗、白破疫苗、麻腮风疫苗、乙脑减毒活疫苗、乙脑灭活疫苗、A 群流脑多糖疫苗、A 群 C 群流脑多糖疫苗、甲肝减毒活疫苗、甲肝灭活疫苗等。

居民可根据自身情况自愿选择接种"自费"疫苗。一部分家长觉得自费疫苗之所以自费是因为它不太重要，其实并非如此，非免疫规划疫苗是免疫规划疫苗的重要补充，有效发挥促进全民健康的保护作用，儿童家长可以根据孩子的健康需求，自主决定是否接种该类疫苗。非免疫规划疫苗如水痘疫苗、流感疫苗、B 型流感嗜血杆菌结合疫苗、肺炎球菌疫苗、轮状病毒疫苗等。

13. 为什么一定要按"程序"接种疫苗

　　不同的疫苗，有不同的免疫程序，这是根据抗体水平在人体内变化、疾病感染风险、临床试验和多年科学实践而制定，科学研究后确定的开始接种年龄和接种间隔。如乙肝疫苗、百白破疫苗、脊灰疫苗等至少需要完成 3 剂接种才能使儿童身体产生足够的免疫力。随着孩子的长大，身体内原有通过接种疫苗获得的免疫力也会逐渐下降。因此，有些疫苗还要进行加强免疫。

　　疫苗接种是一项有计划的过程，称为免疫程序，并不是随意规定的，因此按计划、按程序接种很重要。预防接种证上都有需要接种疫苗的名称、接种时间等信息。同时，也可登录中国疾病预防控制中心免疫规划中心的网站、当地疾病预防控制中心网站获取相关信息，或到当地疾病预防控制中心或预防接种单位咨询。每次完成接种以后，工作人员都会告知下一次接种的时间；随着新媒体的发展，像"四川预防接种"等多个小程序也会提醒下一针的疫苗接种安排，非常便利。

　　国家免疫规划疫苗儿童免疫程序见表 4。

表 4　国家免疫规划疫苗儿童免疫程序表（2021 年版）

可预防疾病	疫苗类型	接种途径	英文缩写	出生时	1月	2月	3月	4月	5月	6月	8月	9月	18月	2岁	3岁	4岁	5岁	6岁
											接种年龄							
乙型病毒性肝炎	乙肝疫苗	肌内注射	HepB	1	2					3								
结核病①	卡介苗	皮内注射	BCG	1														
脊髓灰质炎	脊灰灭活疫苗	肌内注射	IPV			1	2											
	脊灰减毒活疫苗	口服	bOPV					3								4		
百日咳、白喉、破伤风	百白破疫苗	肌内注射	DTaP				1	2	3				4					
	白破疫苗	肌内注射	DT															5
麻疹、风疹、流行性腮腺炎	麻腮风疫苗	皮下注射	MMR								1		2					
流行性乙型脑炎②	乙脑减毒活疫苗	皮下注射	JE-L								1			2				
	乙脑灭活疫苗	肌内注射	JE-I								1, 2			3				4
流行性脑脊髓膜炎	A群流脑多糖疫苗	皮下注射	MPSV-A							1		2						
	A群C群流脑多糖疫苗	皮下注射	MPSV-AC												3			4
甲型病毒性肝炎③	甲肝减毒活疫苗	皮下注射	HepA-L										1					
	甲肝灭活疫苗	肌内注射	HepA-I										1	2				

注：①主要指结核性脑膜炎、粟粒性结核等。
②选择乙脑减毒活疫苗接种时，采用两剂次接种程序。选择乙脑灭活疫苗接种时，采用四剂次接种程序，乙脑灭活疫苗第1、2剂次间隔7～10天。
③选择甲肝减毒活疫苗接种时，采用一剂次接种程序。选择甲肝灭活疫苗接种时，采用两剂次接种程序。

14. 疫苗漏种了怎么办

由于遗忘、发热或过敏等客观原因错过了接种疫苗的时间，应当在症状消除、恢复健康后尽快去当地预防接种门诊或指定地点补种——漏种后应该"尽快"补种。按照推荐年龄完成国家免疫规划未规定剂次接种的小于 18 周岁人群，在补种时掌握以下原则：

①应尽早进行补种，尽快完成全程接种，优先保证国家免疫规划疫苗的全程接种。

②只需要补种未完成的剂次，无须"从头"开始全程接种。

③当遇到无法使用同一厂家同种疫苗时，也可以使用不同厂家的同种疫苗完成后续接种。

二、接种疫苗后的注意事项

1. 国家是如何保障疫苗的质量安全的

疫苗的质量安全管理有一系列的保障措施。在疫苗的生产制造过程中，国家药品监管部门对企业的生产、制造标准都有明确要求，疫苗在获得注册前必须经过严格的动物实验和临床研究，并在疫苗上市使用前实施严格的批签发制度。此外，国家药品监管部门还会对已经上市的疫苗进行抽检。

2. 疫苗接种后会出现什么不良反应

疫苗极少引发严重不良反应，常见的反应较轻微且呈自限性，即不需要特殊治疗会自己好转。

①注射部位发生的局部反应，如疼痛、肿胀和／或发红，在 1～2 天即可消退，不需要干预处理。比如卡介苗可引起特殊的局部反应，起初是免疫接种后 2 周及以上出现突起的丘疹（肿块），数月后形成溃疡并愈合，留下瘢痕（可能你的手臂上就有一块圆形的瘢痕，称卡痕）。卡介苗可引起的瘢痕疙瘩（增厚的瘢痕组织）损害，在亚洲和非洲人中较常见。

②全身反应中发热最常见（＞10%）。其他的全身反应还包括食欲减退、易激惹等不适。风疹疫苗引起的症状在成人中较常见，15% 的受种者有关节痛。口服脊灰疫苗引起的全身反应不常见，可影响＜1% 的受种者，症状为腹泻、头痛和／或肌肉疼痛。

3. 为什么接种疫苗后会出现不良反应

由于疫苗是将病毒、细菌等病原体经过灭活或减毒等方法制备而成，对机体而言终究是一种"异物"，加上疫苗所含的成分和个体的差异，故在接种疫苗后有可能会出现一些不利的生理反应，这是由疫苗中一种或者多种固有特征引起的。

另外，免疫接种焦虑可能也会导致晕厥等不适，这种晕厥常发生在 5 岁以上的儿童和青少年。甚至受种者对接种疫苗或者"打针"这件事倍感压力时，晕厥后还会伴随抽搐。不过这种抽搐一般会自动结束，但如果抽搐时间延长或出现局灶性发作，可能需要进一步检查。

4. 接种疫苗后要注意什么

①注射部位 24 小时内不宜沾水，尽量不洗澡。

②疫苗接种后需要注意观察体温情况，如果体温超过 38.5℃，需要及时就医。

③常见不良反应：注射部位发红、轻度肿胀或疼痛、轻度发热、轻度皮疹、头痛或身体酸痛等，出现这些情况并不意味着生病，而是免疫系统在对疫苗产生应答，因此不需过度担心。

5. 接种疫苗后为什么要观察半小时

在疫苗接种后不良反应里，过敏性休克是最严重的，可严重危及受种者的生命安全。过敏性休克通常发生在接种疫苗后数分钟到半小时，如果这时没有医务人员及时有效开展现场急救，很容易发生生命危险。所以要求接种完疫苗后必须要留观半小时，以防意外的发生。

因为接种疫苗而感到"焦虑、恐惧"的晕倒也常发生在接种后不久，虽然这种晕倒不需要处理，但是常常令非专业人士"惊慌失措"，所以留观 30 分钟是最恰当的，最终目的是保障受种者的安全。

6.儿童接种疫苗出现不良反应怎么办

无论是局部反应还是全身反应，一般都不需要特殊处理，多饮水、多休息即可，但是，如果体温超过 38.5℃，需要在医生指导下服用退烧药，避免引起热性惊厥；如果儿童全身反应比较严重，持续发热数日或伴有精神不振、咳嗽、流涕、腹泻等其他症状，应及时就医，不要耽误；如果父母发现儿童接种疫苗后有不正常反应，及时就医处理。

三、特殊健康状态儿童预防接种专家共识

疫苗接种有哪些禁忌？过敏体质不能接种疫苗？鸡蛋过敏不能接种疫苗？"是"和"否"的回答都是不准确的。即使是同一个疾病的不同阶段，有的建议接种，有的是暂缓接种；有的虽然不建议接种减毒活疫苗，但可以接种灭活疫苗，真正绝对禁忌接种疫苗的状况是很少的，所以最终我们选择罗列出 14 类儿童的特殊健康状态分别介绍，以做到更准确的解答。想了解更多的读者推荐阅读《特殊健康状态儿童预防接种专家共识》。

1. 早产儿

可以接种各类疫苗，但出生体重 < 2.5 kg 的早产儿暂缓接种卡介苗，待体重 ≥ 2.5 kg，生长发育良好，经医生评估后可接种卡介苗。

2. 过敏

所谓过敏体质不是疫苗接种的禁忌证。对已知疫苗成分严重过敏或既往因接种疫苗发生喉头水肿、过敏性休克及其他全身性严重过敏反应的，禁忌继续接种同种疫苗。

3. 婴儿黄疸

①可以接种。生理性黄疸、母乳性黄疸患儿身体健康状况良好，可按免疫程序接种疫苗。病理性黄疸患儿生命体征平稳，可正常接种乙肝疫苗。

②暂缓接种。病理性黄疸患儿需及时查明病因，暂缓接种其他疫苗，建议前往专科门诊就诊。

4. 支气管哮喘

支气管哮喘可以接种疫苗，但是在哮喘急性发作 (出现喘息、咳嗽、气促、胸闷等症状)，尤其是全身应用糖皮质激素时 (包括口服和静脉给药) 应暂缓接种。

5. 原发性免疫缺陷病

出于"安全"考虑，很多人都会认为原发性免疫缺陷病患儿不能接种疫苗，其实这是错误的。原发性免疫缺陷病患儿更容易被各种病原体感染，而且一旦感染，后果往往更严重甚至导致死亡。除 HIV 感染者外的有免疫缺陷者或正在接受全身免疫抑制治疗者，可以接种灭活疫苗，原则上不予接种减毒活疫苗（补体缺陷患儿除外）。

6. 自身免疫性疾病

儿童常见的自身免疫性疾病包括系统性红斑狼疮、幼年特发性关节炎、干燥综合征、多发性硬化症、类风湿关节炎、重症肌无力等。

①自身免疫性疾病缓解期可接种灭活疫苗。

②自身免疫性疾病急性期 (活动期) 暂缓接种各类疫苗。

③在使用激素、免疫抑制剂或靶向生物制剂治疗期间，应暂缓接种减毒活疫苗。

7. 食物过敏

①食物过敏的儿童在非急性反应期可以按免疫程序正常接种。很多家长疑惑："孩子对鸡蛋过敏就不能接种疫苗

245

了？"《中华人民共和国药典》（2015 版和 2020 版）均未把对鸡蛋过敏作为流感疫苗接种禁忌，因为我国常用的流感疫苗中卵蛋白含量最高不超过 140 ng/ml，低于药典规定的流感疫苗中卵蛋白含量，基于此，《中国流感疫苗预防接种技术指南》（2023—2024）也未把对鸡蛋过敏作为流感疫苗接种禁忌。若有严重食物过敏史，或对疫苗中所含任何成分有过敏史者，应当告知医生，让医生做专业的判断。

②在食物过敏的急性反应期（如并发哮喘、荨麻疹等）或接种部位皮肤异常（湿疹、特应性皮炎等），应暂缓接种。

8.湿疹

湿疹患者可以接种各类疫苗，但需要避开湿疹部位。

9.感染性疾病

①可以接种。急性感染性疾病痊愈后可接种各类疫苗。轻症急性感染性疾病患儿热退后可接种疫苗。

②暂缓接种。急性感染性腹泻者，中重度感染性疾病，包括肺炎、脑炎、脑膜炎、心肌炎、严重腹腔感染、严重泌尿系统感染等，对此类疾病患儿在疾病好转前暂缓接种疫

苗；在疾病好转期，如有疫苗接种需求，建议前往免疫接种咨询门诊评估健康情况，决定是否接种。在机体完全恢复后，可以接种疫苗。

10. 肾脏疾病

①可以接种。不使用免疫抑制剂的肾脏疾病患者在无症状期可接种各类疫苗。使用免疫抑制剂的肾脏疾病患者在缓解期可接种灭活疫苗。

②暂缓接种。不使用免疫抑制剂的肾脏疾病患者在症状发作期暂缓接种各类疫苗。

11. 儿童肝脏疾病

①可以接种。慢性肝病轻中度肝功能异常、胆红素升高患者可以接种各类疫苗。肝硬化患者可以接种灭活疫苗。

②暂缓接种。急性肝功能异常、肝病有出血倾向或肝功能衰竭患者暂缓接种各类疫苗。

③禁忌接种。肝硬化患者禁忌接种减毒活疫苗。

先天性胆道闭锁行肝门空肠吻合术（Kasai）术前 2 天可

接种灭活疫苗,术前 21 天可接种减毒活疫苗;先天性胆道闭锁 Kasai 术后患儿在康复后,轻中度肝功能异常、胆红素升高者可以常规接种疫苗;对于 Kasai 术后接受激素治疗的患儿,接种活疫苗应慎重, 建议接种灭活疫苗。

12. 白血病化疗

白血病化疗期间暂缓接种所有疫苗。化疗结束 6 个月后可接种灭活疫苗;化疗结束 12 个月后经过免疫功能评估,考虑接种减毒活疫苗。

13. 使用免疫抑制剂期间

正在接受免疫抑制剂治疗的患者可以接种灭活疫苗并无须中断免疫抑制剂治疗,但接受利妥昔单抗治疗的患者, 应该在末次剂量 5 个月后进行接种。减毒活疫苗需暂缓接种。

14. 静脉注射免疫球蛋白期间

①可以接种。除含麻疹成分疫苗以外的其他疫苗。

②暂缓接种。推迟含麻疹成分疫苗的接种至接受大剂量(2 g/kg) 静脉注射免疫球蛋白后 8 ～ 9 个月。

四、部分疫苗使用说明

1. 乙肝疫苗

（1）免疫程序与接种方法

①接种对象及剂次。按"0-1-6 个月"程序共接种 3 次，其中第 1 剂在新生儿出生后 24 小时内完成，第 2 剂在 1 月龄时完成，第 3 剂在 6 月龄时完成。

②接种途径。肌内注射。

（2）补种原则

①若在出生 24 小时内未及时接种，应尽早接种。

②对于未完成全程免疫程序者，需尽早补种，补齐未接种剂次。

③第 2 剂与第 1 剂间隔应 ≥ 28 天，第 3 剂与第 2 剂间隔应 ≥ 60 天，第 3 剂与第 1 剂间隔 ≥ 4 个月。

（3）其他事项

①在医院分娩的新生儿由出生的医院接种第1次乙肝疫苗，由辖区接种单位完成后续剂次接种。未在医院分娩的新生儿由辖区接种单位全程接种。

②乙肝表面抗原阳性产妇所生新生儿，可按医嘱肌内注射100国际单位乙肝免疫球蛋白，同时在不同（肢体）部位接种第1剂乙肝疫苗。乙肝疫苗、乙肝免疫球蛋白和卡介苗可在不同部位同时接种。

③乙肝表面抗原阳性或不详的产妇所生新生儿建议在出生后12小时内尽早接种第1剂乙肝疫苗；乙肝表面抗原阳性或不详产妇所生新生儿体重小于2 000 g者，也应在出生后尽早接种第1剂乙肝疫苗，并在婴儿满1月龄、2月龄、6月龄时按程序再完成3剂次乙肝疫苗接种，一共4剂次。

④危重症新生儿，如极低出生体重儿（出生体重＜1 500 g者）或有严重出生缺陷、重度窒息、呼吸窘迫综合征等的新生儿，应在生命体征平稳后尽早接种第1剂乙肝疫苗。

⑤母亲为乙肝表面抗原阳性的儿童在接种最后一剂乙肝疫苗后1～2个月进行乙肝表面抗原和乙肝病毒表面抗体（抗–HBs）检测，若发现乙肝表面抗原阴性、抗–HBs阴性

或小于 10 mIU/ml，可再按程序免费接种 3 剂次乙肝疫苗。

2. 皮内注射用卡介苗

（1）免疫程序与接种方法

①接种对象及剂次。出生时接种 1 剂。

②接种途径。皮内注射。

（2）补种原则

①未接种的小于 3 月龄儿童可直接补种。

② 3 月龄至 3 岁儿童对结核菌素纯蛋白衍生物（TB-PPD）或卡介菌蛋白衍生物（BCG-PPD）试验阴性者，应予补种。

③大于或等于 4 岁儿童不予补种。

④已接种卡介苗的儿童，即使卡痕未形成也不再予以补种。

（3）其他事项

①严禁皮下或肌内注射。

②早产儿胎龄大于 31 孕周且医学评估稳定后，可以接种。胎龄小于或等于 31 孕周的早产儿，医学评估稳定后可在出院前接种。

③与免疫球蛋白接种间隔不做特别限制。

3. 脊灰灭活疫苗、脊灰减毒活疫苗

（1）免疫程序与接种方法

①接种对象及剂次。共接种 4 次，其中 2 月龄、3 月龄各接种 1 剂次脊灰灭活疫苗，4 月龄、4 周岁各接种 1 剂次二价脊灰减毒活疫苗。

②接种途径：脊灰灭活疫苗，肌内注射；二价脊灰减毒活疫苗，口服。

（2）补种原则

①小于 4 岁儿童未达到 3 剂（含补充免疫等），应补种完成 3 剂；大于或等于 4 岁儿童未达到 4 剂（含补充免疫等），应补种完成 4 剂。补种时遵循先脊灰灭活疫苗后二价脊灰减毒活疫苗的原则。两剂次间隔不小于 28 天。对于补种后满 4 剂次脊灰疫苗接种的儿童，可视为完成脊灰疫苗全程免疫。

②既往已有三价脊灰减毒活疫苗免疫史（无论剂次数）的迟种、漏种儿童，用二价脊灰减毒活疫苗补种即可，不再

补种脊灰灭活疫苗。

（3）**其他事项**

①如果儿童已按疫苗说明书接种过脊灰灭活疫苗或含脊灰灭活疫苗成分的联合疫苗，可视为完成相应剂次的脊灰疫苗接种。如儿童已按免疫程序完成 4 剂次含脊灰灭活疫苗成分的疫苗接种，则 4 岁无须再接种二价脊灰减毒活疫苗。

②以下人群建议按照说明书全程使用脊灰灭活疫苗，不作为禁忌人群：原发性免疫缺陷、胸腺疾病、HIV 感染、正在接受化疗的恶性肿瘤、近期接受造血干细胞移植、正在使用具有免疫抑制或免疫调节作用的药物（例如大剂量糖皮质激素、烷化剂、抗代谢药物、TNF-α 抑制剂、IL-1 阻滞剂或其他免疫细胞靶向单克隆抗体）、目前或近期曾接受免疫细胞靶向放射治疗。

4. 百白破疫苗、白破疫苗

（1）**免疫程序与接种方法**

①接种对象及剂次。共接种 5 剂次，其中 3 月龄、4 月龄、5 月龄、18 月龄各接种 1 剂百白破疫苗，6 周岁接种 1 剂

白破疫苗。

②接种途径。肌内注射。

（2）补种原则

① 3 月龄至 5 周岁未完成百白破疫苗规定剂次的儿童，需补种未完成的剂次，前 3 剂每剂间隔不小于 28 天，第 4 剂与第 3 剂间隔不小于 6 个月。

②大于或等于 6 周岁儿童补种原则。参考原则如下：

a. 接种百白破疫苗和白破疫苗累计小于 3 剂的，用白破疫苗补齐 3 剂，第 2 剂与第 1 剂间隔 1～2 月，第 3 剂与第 2 剂间隔 6～12 个月。

b. 百白破疫苗和白破疫苗累计大于或等于 3 剂的，若已接种至少 1 剂白破疫苗，则无须补种；若仅接种了 3 剂百白破疫苗，则接种 1 剂白破疫苗，白破疫苗与第 3 剂百白破疫苗间隔不小于 6 个月；若接种了 4 剂百白破疫苗，但满 7 周岁时未接种白破疫苗，则补种 1 剂白破疫苗，白破疫苗与第 4 剂百白破疫苗间隔不小于 12 个月。

（3）其他事项

①如儿童已按疫苗说明书接种含百白破疫苗成分的其他

联合疫苗，可视为完成相应剂次的百白破疫苗接种。

②根据接种时的年龄选择疫苗种类，3 月龄至 5 周岁使用百白破疫苗，6 ～ 11 周岁使用儿童型白破疫苗。

5. 麻腮风疫苗

（1）免疫程序与接种方法

①接种对象及剂次。共接种 2 剂次，8 月龄、18 月龄各接种 1 剂。

②接种途径。皮下注射。

（2）补种原则

①自 2020 年 6 月 1 日起，2019 年 10 月 1 日及以后出生儿童未按程序完成 2 剂麻腮风疫苗接种的，使用麻腮风疫苗补齐。

② 2007 年扩大国家免疫规划后至 2019 年 9 月 30 日出生的儿童，应至少接种 2 剂含麻疹成分疫苗、1 剂含风疹成分疫苗和 1 剂含腮腺炎成分疫苗，对不足上述剂次者，使用麻腮风疫苗补齐。

③ 2007 年扩大国家免疫规划前出生的小于 18 周岁人群，如未完成 2 剂含麻疹成分的疫苗接种，使用麻腮风疫苗补齐。

④如果需补种两剂麻腮风疫苗，接种间隔应不小于28 天。

（3）其他事项

①如需接种包括麻腮风疫苗在内多种疫苗，但无法同时完成接种时，应优先接种麻腮风疫苗。

②注射免疫球蛋白者应间隔不小于 3 个月接种麻腮风疫苗，接种麻腮风疫苗后 2 周内避免使用免疫球蛋白。

③当针对麻疹疫情开展应急接种时，可根据疫情流行病学特征考虑对疫情波及范围内的 6 ～ 7 月龄儿童接种 1 剂含麻疹成分疫苗，但不计入常规免疫剂次。

6. 乙脑减毒活疫苗

（1）免疫程序与接种方法

①接种对象及剂次。共接种 2 剂次。8 月龄、2 周岁各接种 1 剂。

②接种途径。皮下注射。

（2）补种原则

在乙脑疫苗纳入国家免疫规划后出生且未接种乙脑疫苗

的适龄儿童，如果使用乙脑减毒活疫苗进行补种，应补齐 2 剂，接种间隔不小于 12 个月。

（3）其他事项

①青海、新疆和西藏地区无乙脑疫苗免疫史的居民迁居其他省份或在乙脑流行季节前往其他省份旅行时，建议接种 1 剂乙脑减毒活疫苗。

②注射免疫球蛋白者应间隔不小于 3 个月接种乙脑减毒活疫苗。

7. 乙脑灭活疫苗

（1）免疫程序与接种方法

①接种对象及剂次。共接种 4 剂次。8 月龄接种 2 剂，间隔 7 ～ 10 天；2 周岁和 6 周岁各接种 1 剂。

②接种途径。肌内注射。

（2）补种原则

在乙脑疫苗纳入国家免疫规划后出生且未接种乙脑疫苗的适龄儿童，如果使用乙脑灭活疫苗进行补种，应补齐 4

剂，第1剂与第2剂接种间隔为7～10天，第2剂与第3剂接种间隔为1～12个月，第3剂与第4剂接种间隔不小于3年。

（3）其他事项

注射免疫球蛋白者应间隔不小于1个月接种乙脑灭活疫苗。

8. A群流脑多糖疫苗、A群C群流脑多糖疫苗

（1）免疫程序与接种方法

①接种对象及剂次。A群流脑多糖疫苗接种2剂次，6月龄、9月龄各接种1剂。A群C群流脑多糖疫苗接种2剂次，3周岁、6周岁各接种1剂。

②接种途径。皮下注射。

（2）补种原则

流脑疫苗纳入国家免疫规划后出生的适龄儿童，如未接种流脑疫苗或未完成规定剂次，根据补种时的年龄选择流脑疫苗的种类：

①小于24月龄儿童补齐A群流脑多糖疫苗剂次。大于

或等于 24 月龄儿童不再补种或接种 A 群流脑多糖疫苗，仍需完成两剂次 A 群 C 群流脑多糖疫苗。

②大于或等于 24 月龄儿童如未接种过 A 群流脑多糖疫苗，可在 3 周岁前尽早接种 A 群 C 群流脑多糖疫苗；如已接种过 1 剂次 A 群流脑多糖疫苗，间隔不小于 3 个月尽早接种 A 群 C 群流脑多糖疫苗。

③补种剂次间隔参照本疫苗其他事项要求执行。

（3）其他事项

①两剂次 A 群流脑多糖疫苗接种间隔不小于 3 个月。

②第 1 剂 A 群 C 群流脑多糖疫苗与第 2 剂 A 群流脑多糖疫苗接种间隔不小于 12 个月。

③两剂次 A 群 C 群流脑多糖疫苗接种间隔不小于 3 年，3 年内避免重复接种。

④当针对流脑疫情开展应急接种时，应根据引起疫情的菌群和流行病学特征，选择相应种类流脑疫苗。

⑤对于小于 24 月龄儿童，如已按流脑结合疫苗说明书接种了规定的剂次，可视为完成 A 群流脑多糖疫苗接种剂次。

⑥如儿童 3 周岁和 6 周岁时已接种含 A 群和 C 群流脑疫苗成分的疫苗，可视为完成相应剂次的 A 群 C 群流脑多糖疫苗接种。

g. 甲肝减毒活疫苗

（1）免疫程序与接种方法

①接种对象及剂次。18 月龄接种 1 剂次。

②接种途径。皮下注射。

（2）补种原则

甲肝疫苗纳入国家免疫规划后出生且未接种甲肝疫苗的适龄儿童，如果使用甲肝减毒活疫苗进行补种，补种 1 剂甲肝减毒活疫苗。

（3）其他事项

①如果接种 2 剂次及以上含甲肝灭活疫苗成分的疫苗，可视为完成甲肝疫苗免疫程序。

②注射免疫球蛋白后应间隔不小于 3 个月接种甲肝减毒活疫苗。

10. 甲肝灭活疫苗

（1）免疫程序与接种方法

①接种对象及剂次。共接种 2 剂次，18 月龄和 2 周岁各接种 1 剂。

②接种途径。肌内注射。

（2）补种原则

①甲肝疫苗纳入国家免疫规划后出生且未接种甲肝疫苗的适龄儿童，如果使用甲肝灭活疫苗进行补种，应补齐 2 剂甲肝灭活疫苗，接种间隔不小于 6 个月。

②如已接种过 1 剂次甲肝灭活疫苗，但无条件接种第 2 剂甲肝灭活疫苗时，可接种 1 剂甲肝减毒活疫苗完成补种，接种间隔不小于 6 个月。

（3）其他事项

如果接种 2 剂次及以上含甲肝灭活疫苗成分的联合疫苗，可视为完成甲肝灭活疫苗免疫程序。

参考文献

[1] 艾敏, 王树坤. 全球伤寒与副伤寒流行情况, 危险因素和预防策略 [J]. 中国公共卫生, 2019, 35(2):250–256.

[2] 崔富强, 庄辉. 中国建国以来防控病毒性肝炎工作进展 [J]. 中华肝脏病杂志, 2021, 29(8):725–731.

[3] 崔金朝, 聂陶然, 任敏睿, 等. 2008—2018 年中国 5 岁及以下儿童手足口病死亡病例流行病学特征 [J]. 中华流行病学杂志, 2020, 41(7):1041–1046.

[4] 董彦会, 陈曼曼, 王丽萍, 等. 中国 6 ~ 22 岁学生群体甲乙丙类传染病流行趋势 [J]. 北京大学学报 (医学版), 2021, 53(3):498–505.

[5] 范娟, 李茂军, 吴青, 等. 儿童感染性腹泻的诊断与管理:《2017 年美国感染病学会感染性腹泻诊治的临床实践指南》介绍 [J]. 中华实用儿科临床杂志, 2019, 34(15):1121–1126.

[6] 高洁, 陈霞, 吴颖岚, 等. 1031 例 HIV 感染孕产妇特征及母婴传播风险影响因素分析 [J]. 中国艾滋病性病, 2021, 27(8):805–808.

[7] 郭翔, 仇静, 孙晓冬. 浅谈应用专家共识意见指导特殊健康状态儿童的疫苗接种 [J]. 中华预防医学杂志, 2021, 55(2):284–287.

[8] 国家免疫规划技术工作组流感疫苗工作组. 中国流感疫苗预防接种技术指南 (2021—2022)[J]. 中华医学杂志, 2021, 101(40):3287–3312.

[9] 古文鹏, 吕迪, 周晓芳, 等. 感染性腹泻患者肠道菌群失衡特征分析 [J]. 中国人兽共患病学报, 2024,40(5):408–414.

[10] 孔德川, 蒋先进, 邱琪, 等. 猩红热发病趋势, 临床特征和病原学特征

的研究进展 [J]. 中华传染病杂志, 2022, 40(3):189–192.

[11] 李兰娟, 任红 . 传染病学 [M].9 版 . 北京 : 人民卫生出版社, 2018.

[12] 刘敏, 刘铮然, 陶晓燕 .2020 年中国狂犬病流行特征分析 [J]. 疾病监测, 2022, 37(5):609–612.

[13] 刘倩倩, 唐林, 温宁, 等 . 中国 2020 年麻疹流行病学特征 [J]. 中国疫苗和免疫, 2022, 28(2):135–139.

[14] 刘瑞, 闫敏敏, 魏嵘, 等 . 儿童法定传染病流行特征及发病趋势预测分析 [J]. 中国医院管理, 2023, 43(2):46–48, 52.

[15] 孟银平, 王树坤 . 伤寒与副伤寒暴发或流行危险因素, 早期探测和有效监测 [J]. 中国公共卫生, 2022, 38(3):371–375.

[16] 欧阳旭, 毕然, 张波, 等 . 疫苗相关不良事件研究综述 [J]. 中国医院药学杂志, 2021, 41(7):753–757.

[17] 邱聪龄, 李佳昕, 石程宾, 等 . 西太平洋区域疫苗可预防疾病预防控制现状和未来战略框架 [J]. 中国疫苗和免疫, 2023, 29(5):600–605.

[18] 舒赛男 . 儿童新发再发传染病的挑战与思考 [J]. 中华儿科杂志, 2021, 59(8):624–626.

[19] 斯蒂文·谢尔弗 . 美国儿科学会育儿百科 [M]. 池丽叶, 栾晓森, 王智瑶, 等, 译 . 北京 : 北京科学技术出版社, 2012.

[20] 唐林, 刘倩倩, 王晓琪, 等 . 中国扩大国家免疫规划前后不同流行区甲型肝炎报告发病率变化的中断时间序列分析 [J]. 中国疫苗和免疫, 2022, 28(1):19–25.

[21] 王华庆, 安志杰, 尹遵栋 . 国家免疫规划七种针对传染病 70 年防控成就回顾 [J]. 中国疫苗和免疫, 2019, 25(4):359–367.

[22] 王静娟, 庞琳, 米荣, 等 . 儿童百日咳临床特征及重症百日咳危险因素分析 [J]. 中国实用儿科杂志, 2021, 36(12):941–946.

[23] 王佳怡, 李捷 . 慢性荨麻疹发病机制的研究进展 [J]. 中南大学学报
(医学版), 2023, 48(10):1602–1610.

[24] 王韬, 李红娜, 袁飞 . 食源性金黄色葡萄球菌的危害及其快速检测方
法研究进展 [J]. 中国食品卫生杂志, 2022, 34(4):856–859.

[25] 王晓娟, 蒋玛舒, 秦灵芝, 等 . 人类伪狂犬病毒感染性脑炎的诊断与
治疗 [J]. 中国现代神经疾病杂志, 2024, 24(4):203–207.

[26] 王潇滟, 王前, 乔亚萍, 等 . 中国预防艾滋病母婴传播抗病毒治疗成
效与展望 [J]. 中国艾滋病性病, 2022, 28(6):629–633.

[27] 徐颖华, 李亚南, 叶强 . 中国脑膜炎球菌疫苗发展现状与挑战 [J]. 中
国公共卫生, 2022, 38(7):948–951.

[28] 徐颖华, 徐苗, 叶强 . 流行性脑脊髓膜炎的流行趋势变化与其疫苗接
种 [J]. 实用预防医学, 2022, 29(8):1015–1019.

[29] 杨红, 王春侠, 马进 . 妊娠期抗梅毒治疗对妊娠梅毒患者妊娠结局及
新生儿预后的影响 [J]. 实用预防医学, 2019, 26(8):996–998.

[30] 杨宏, 马超, 丁亚兴, 等 .2012—2019 年中国不同免疫策略地区流行
性腮腺炎发病特征 [J]. 中国疫苗和免疫, 2021, 27(3):242–245, 296.

[31] 殷启凯, 王环宇, 梁国栋 . 中国乙脑病毒研究进展 [J]. 病毒学报,
2024, 40(3):580–587.

[32] 杨维中 . 中国传染病防治 70 年成效显著 [J]. 中华流行病学杂志,
2019, 40(12):1493–1498.

[33] 张洁, 张卫文, 巩飚, 等 . 儿童手足口病影响因素及预测模型构建 [J].
中华医院感染学杂志, 2022, 32(16):2529–2532.

[34] 张佩雯, 尹遵栋, 邱译萱, 等 . 疫苗犹豫现状与免疫规划中的健康教
育策略 [J]. 中国健康教育, 2020, 36(10):925–928.

[35] 赵一冰, 陈涛, 郭稳 . 超声对儿童早期骨关节结核的诊断价值 [J]. 中

国超声医学杂志, 2016, 32(9):861–863.

[36] 中华预防医学会疫苗与免疫分会. 中国百日咳行动计划专家共识 [J]. 中国疫苗和免疫, 2021, 27(3):317–327.

[37] ABIOYE A I, BROMAGE S, FAWZI W.Effect of micronutrient supplements on influenza and other respiratory tract infections among adults: a systematic review and meta–analysis[J].BMJ Glob Health, 2021, 6(1):1–15.

[38] CASTRO M C, ROJAS P.Preventive effectiveness of varicella vaccine in healthy unexposed patients[J].Medwave, 2020, 20(6):1–7.

[39] CHEN B, YANG Y, XU X, et al.Epidemiological characteristics of hand, foot, and mouth disease in China: A meta–analysis[J].Medicine (Baltimore), 2021, 100(20):1–10.

[40] CHEN C, LIU X, YAN D, et al.Global influenza vaccination rates and factors associated with influenza vaccination[J].Int J Infect Dis, 2022, 125:153–163.

[41] CORDERY R, PURBA A K, BEGUM L, et al.Frequency of transmission, asymptomatic shedding, and airborne spread of Streptococcus pyogenes in schoolchildren exposed to scarlet fever: a prospective, longitudinal, multicohort, molecular epidemiological, contact–tracing study in England, UK[J].Lancet Microbe, 2022, 3(5):e366–e375.

[42] FLOREZ I D, VERONIKI A A, AL KHALIFAH R, et al.Comparative effectiveness and safety of interventions for acute diarrhea and gastroenteritis in children: A systematic review and network meta–analysis[J].PLoS One, 2018, 13(12):1–22.

[43] KENNEDY P G E, MOGENSEN T H, COHRS R J.Recent Issues in Varicella–Zoster Virus Latency[J].Viruses, 2021, 13(10):1–15.

[44] KOEGELENBERG C F N, SCHOCH O D, LANGE C.Tuberculosis: The Past, the Present and the Future[J].Respiration, 2021, 100(7):553–556.

[45] WOOD J, TOLL E C, HALL F, et al.Juvenile recurrent parotitis: Review and proposed management algorithm[J].Int J Pediatr Otorhinolaryngol, 2021, 142:1–7.

[46] YUEN C M, SZKWARKO D, DUBOIS M M, et al.Tuberculosis care models for children and adolescents: a scoping review[J].Bull World Health Organ, 2022, 100(12):777–788L.

[47] ZHANG J N, MENG Y J, BAI Y H, et al.Rabies Virus Neutralizing Activity, Safety, and Immunogenicity of Recombinant Human Rabies Antibody Compared with Human Rabies Immunoglobulin in Healthy Adults[J].Biomed Environ Sci, 2022, 35(9):782–791.